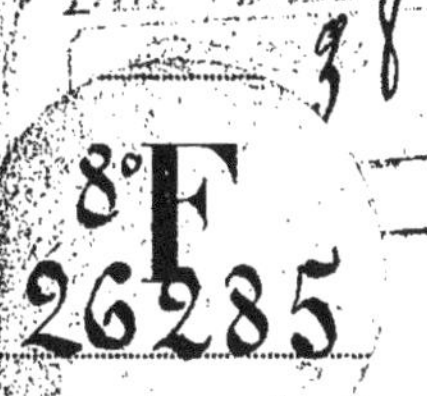

LA NOUVELLE LÉGISLATION

DES

SUBSTANCES VÉNÉNEUSES

SON APPLICATION AUX VÉTÉRINAIRES

PAR

le Professeur Ch. PORCHER

de l'École Vétérinaire de Lyon.

PARIS

LIBRAIRIE ASSELIN & HOUZEAU, EDITEURS

PLACE DE L'ÉCOLE-DE-MÉDECINE

1918

Prix : **3** Francs.

LA NOUVELLE LÉGISLATION

DES

SUBSTANCES VÉNÉNEUSES

SON APPLICATION AUX VÉTÉRINAIRES

PAR

le Professeur Ch. PORCHER

de l'École Vétérinaire de Lyon.

PARIS

LIBRAIRIE ASSELIN & HOUZEAU, ÉDITEURS

PLACE DE L'ÉCOLE-DE-MÉDECINE

1918

LA NOUVELLE LÉGISLATION

SUBSTANCES VÉNÉNEUSES

SON APPLICATION AUX VÉTÉRINAIRES

PAR

M. le Professeur Ch. PORCHER
de l'École Vétérinaire de Lyon.

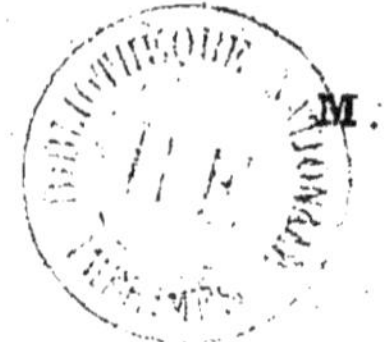

Le commerce des substances vénéneuses était régi jusqu'à ces temps derniers par la *loi du 19 juillet 1845* et l'ordonnance royale du *29 octobre 1846*. La récente *loi du 12 juillet 1916* concernant *l'importation, le commerce, la détention et l'usage des substances vénéneuses, notamment l'opium, la morphine et la cocaïne*, est venue modifier et compléter la loi de 1845 :

1° En renforçant les sanctions des règlements intervenus et à intervenir ;

2° En établissant des dispositions spéciales et très rigoureuses à l'égard des stupéfiants.

Le *14 septembre 1916*, un *décret* abrogeant l'ordonnance de 1846 a fixé les règles dont il y a lieu actuellement de s'inspirer en la matière.

En dehors de ces textes fondamentaux, il faut citer, comme contenant des dispositions intéressantes au même point de vue :

La *loi du 21 germinal an XI* fixant l'organisation des Écoles de pharmacie, modifiée par la *loi du 25 juin 1908* qui en a retouché quelques articles ;

Les *décrets des 5 et 6 août 1908* sur l'organisation de l'inspection des pharmacies ; enfin, la *loi du 1er août 1905* sur la répression des fraudes.

***

Le décret du 14 septembre 1916 est pour les vétérinaires un document capital ; il leur constitue, au regard des substances vénéneuses qu'ils sont appelés à manier dans l'exercice de leur profession, comme une véritable charte. Ils y puiseront des droits qui, dorénavant, ne leur seront plus contestés ; ils y trouveront des prescriptions dont ils ne devront éluder aucun terme, sous peine de contravention et de poursuite.

En la matière, il n'y avait pas pour les vétérinaires, antérieurement au décret du 14 septembre 1916, de droit strictement défini.

Ainsi d'ailleurs que le rappelle la lettre du Ministre de l'Agriculture, en date du 22 décembre 1916, en réponse à une pétition de la Société de Médecine vétérinaire pratique, « la vente par les vétérinaires de médicaments contenant des substances vénéneuses, ne résultait pas d'un droit, mais d'une simple tolérance, car l'ordonnance du 29 octobre 1846 ne permettait la vente de telles substances qu'aux pharmaciens ». A la vérité, cette tolérance était rarement discutée par les pharmaciens mêmes, mais la situation n'en restait pas moins critique, puisqu'elle donnait lieu de temps à autre, et d'une manière fâcheuse, à des reprises de la part de ceux-ci, d'où chez les vétérinaires irritation compréhensible, récriminations le plus souvent légitimes quant au fond. « Des décisions de justice relativement récentes, dit la lettre ci-dessus invoquée, en condamnant des vétérinaires, ont rappelé tout ce que cette tolérance avait de précaire. »

Il était donc indispensable de donner satisfaction aux demandes du corps vétérinaire, afin d'éliminer les occasions de frictions préjudiciables, après tout, aux uns comme aux autres. L'ordonnance du 29 octobre 1846, prise en application de la loi de 1845, et qui fixait la législation, nous frappait sans qu'elle pût dire exactement de quelle manière elle en avait le pouvoir; il devenait nécessaire de la remplacer par une nouvelle réglementation qui précisât très catégoriquement dans quelles limites nos droits, bien délimités cette fois, pourraient s'exercer.

Le décret du 14 septembre 1916 a défini nos droits et nos devoirs. Avant de voir s'il l'a fait en donnant satisfaction aux *desiderata* du corps vétérinaire, il importe, pour un moment, de prendre la place du législateur, juger, en toute équité, de la situation, et rechercher avec lui la solution que les positions antérieurement prises et les circonstances lui dictaient.

Le seul guide du législateur est l'intérêt général. Celui-ci lui commandait de s'opposer au facile maniement des toxiques, surtout de certains d'entre eux, les *stupéfiants*, dont la mauvaise surveillance du commerce pouvait aider au développement de vices sociaux qu'il importait avant tout de réfréner, de supprimer. Mais avant d'arriver au but, le législateur avait à se heurter à des intérêts corporatifs différents soutenus par des arguments parfois de grande valeur et qui, bien entendu, ne manquaient jamais de faire état de l'intérêt général qu'ils entendaient lier aux leurs. En ce qui nous concerne, ceux des pharmaciens, d'une part, ceux des empiriques, d'autre part, et les nôtres enfin, ne pouvaient jamais être que toujours opposés. Il appartenait au législateur, après avoir entendu l'exposé des doléances, des prétentions de chacun, de rechercher la part de légitimité qu'elles contenaient et de trouver le moyen d'y répondre d'une manière satisfaisante tout en n'étant guidé, on ne saurait trop le redire, que par l'intérêt général.

Voici sur quel terrain solide il s'est placé :

En ce qui concerne les substances toxiques employées comme médicaments pour la médecine de l'homme, la question était simple. Puisqu'il s'agit de médicaments et que seuls les pharmaciens (et dans certaines conditions très précisées les médecins) peuvent les délivrer, il suffisait de fixer les précautions que les pharmaciens devaient prendre sans même mettre en discussion le point de savoir si d'autres qu'eux pourraient les délivrer.

Mais pour les substances vénéneuses entrant dans la composition de médicaments vétérinaires, la question était tout autre.

Devait-on permettre à tout le monde, sous réserve de l'observation de certaines prescriptions, de les délivrer, comme cela a été décidé pour les toxiques destinés à la destruction des parasites nuisibles à l'agriculture et qui sont de vrais remèdes pour les plantes, ou, au contraire, devait-on en réserver la délivrance à certains ?

Le Conseil d'Etat a estimé qu'on devait réserver ce droit en entier aux pharmaciens, déjà autorisés pour la médecine humaine — qui peut le plus peut le moins, a-t-il pensé — et, avec certaines restrictions, aux vétérinaires diplômés, et il a écarté tous les autres dont les connaissances n'offraient pas de garanties suffisantes.

C'est d'ailleurs ce que dit le Ministre de l'Agriculture en réponse à une question écrite qui lui avait été adressée au nom des maréchaux experts et des hongreurs patentés.

« Le décret du 19 septembre 1916 a en vue la protection de la santé publique. Il a limité le droit de détenir, de prescrire et de délivrer les substances toxiques. Ces restrictions ont été formulées par le Conseil d'Etat après avis des corps compétents les plus autorisés : l'Académie de Médecine et le Conseil supérieur d'Hygiène.

« Les droits conférés aux médecins et aux vétérinaires et, dans des limites restreintes, aux chirurgiens dentistes et aux sages-femmes diplômées, sont liés à la possession d'un diplôme d'Etat garantissant les connaissances réputées indispensables à la manutention et à l'utilisation desdites substances. Les patentes de maréchal expert ou de hongreur, délivrées à toute personne qui les demande, ne sauraient constituer des titres à une situation privilégiée au regard des prescriptions du décret. »

En résumé donc, le législateur a décidé que le pharmacien se cantonnerait uniquement dans des attributions depuis longtemps bien délimitées : préparer les médicaments ; il a écarté l'empirique, et quant au vétérinaire, il ne lui a permis de faire de la pharmacie que dans certaines conditions.

Puisque la nouvelle réglementation interdit, comme nous le verrons, au pharmacien de vendre des substances vénéneuses des tableaux A et B sans une prescription du vétérinaire, reconnaissons, en toute équité, que la contre-partie d'une telle disposition, qui est nouvelle et dont l'importance n'échappera pas aux vétérinaires, appelle une limitation du droit de ceux-ci dans leur exercice de la pharmacie ; là où existent un pharmacien et un vétérinaire, il a paru naturel au législateur que celui-ci devait être amené, dans la plupart des cas, à se restreindre à son rôle de médecin des animaux, laissant à son voisin, le pharmacien, le soin de préparer les médicaments qu'il ordonnera.

Les vétérinaires auraient voulu le droit total de préparer et vendre tous les médicaments nécessaires au traitement des animaux malades confiés à leurs soins ; c'était réclamer le droit de faire de la pharmacie sans aucune restriction, sauf, évidemment, celle de tenir officine ouverte.

Le législateur ne l'a pas voulu et il a rédigé en conséquence ; les dispositions qu'il a prises ont ému, ont déçu les vétérinaires au point de masquer, à plusieurs d'entre eux, les avantages qu'ils pourront retirer de la nouvelle réglementation, laquelle, au total, réalise pour eux un progrès.

Déjà, celle-ci stabilise leur situation, ce qui est bien quelque chose ; à la tolérance, généralement admise, avons-nous dit, mais parfois discutée, fait suite un droit bien assis, et il reste aux vétérinaires à profiter des avantages non douteux qu'il leur procure.

A lire certaines discussions dont le ton un peu vif, pour ne pas dire plus, ne peut qu'enlever de la force aux arguments présentés, il nous est souvent apparu que certaines dispositions de la nouvelle réglementation n'avaient pas été bien comprises. Nous nous efforcerons, dans cette étude, d'en montrer aux vétérinaires ce que nous croyons être le sens réel.

Au surplus, à l'heure actuelle, le règlement étant revêtu de l'autorité de la loi, ne saurait être discuté; notre rôle est simplement de chercher à comprendre ce qu'il veut dire. Eplucher le texte pour en extraire l'esprit, ce sera guider nos confrères dans les difficultés d'interprétation du nouveau droit.

*
* *

Bien que la loi soit antérieure au décret de quelques semaines seulement, il est vrai, c'est par l'étude du décret que nous commencerons. La loi du 12 juillet 1916, en effet, se borne à fixer des pénalités pour infractions aux dispositions prévues par le décret; c'est donc dans celui-ci qu'il faut chercher les nouveautés d'une réglementation qui vise très directement les vétérinaires par plusieurs de ses articles. Notre rôle se bornera à citer ces articles et à les commenter[1].

*
* *

LE RAPPORT INTRODUCTIF AU DÉCRET. — Le décret est précédé d'un court rapport que nous publions *in extenso*.

En le lisant, on saisira clairement l'idée majeure qui a guidé le législateur qui a rédigé le décret, et on pourra aller chercher dans son texte des éclaircissements à certains paragraphes des articles mêmes du décret.

RAPPORT AU PRÉSIDENT DE LA RÉPUBLIQUE FRANÇAISE

Paris, le 14 septembre 1916.

MONSIEUR LE PRÉSIDENT,

Nous avons l'honneur de soumettre à votre haute sanction un décret portant règlement d'administration publique pour l'application de la loi du 19 juillet 1845, modifiée et complétée par la loi du 12 juillet 1916 concernant l'importation, le commerce, la détention et l'usage des substances vénéneuses, notamment l'opium, la morphine et la cocaïne.

Le commerce des substances vénéneuses est actuellement régi en

---

[1] La rédaction de ce travail était terminée quand ont paru successivement les études de MM. BOGELOT et TORAUDE, de M. H. MARTIN et de M. TOUBEAU, sur la nouvelle réglementation. Nous y avons emprunté quelquefois.

France par l'ordonnance royale du 29 octobre 1846. Depuis cette époque, la science a évolué : de nouvelles substances toxiques ont été découvertes, les applications dont étaient susceptibles celles déjà connues se sont multipliées, l'éducation scientifique du public qui les emploie s'est développée. La réglementation faite en 1846 n'est plus au point.

D'autre part, les circonstances actuelles rendaient plus nécessaires et plus urgentes que jamais des mesures spéciales pour contrôler, partout et par tous les moyens, le commerce des stupéfiants et en réprimer les abus avec la dernière énergie. C'est à cette préoccupation qu'a obéi le Parlement en [votant la loi du 12 juillet 1916. Il s'agit d'une question d'intérêt national au premier chef.

Pour répondre au double but à atteindre, une revision et une adaptation de l'ordonnance de 1846 s'imposaient. Cette revision a, comme point de départ essentiel, la division des substances vénéneuses en trois catégories, suivant leur degré de toxicité et la rigueur plus ou moins grande des prescriptions à imposer à leur commerce.

Les deux premières catégories comprennent les substances les plus toxiques : ce sont les *substances vénéneuses* proprement dites. Le plus grand nombre d'entre elles a été groupé dans le tableau A, pour constituer la première catégorie. Le tableau B ne contient qu'un petit nombre de substances que l'on peut appeler les *toxiques stupéfiants* et pour lequel un régime particulièrement sévère a été prévu.

La troisième catégorie comprend des substances moins toxiques que les précédentes, mais dont l'emploi peut cependant offrir assez de dangers pour qu'il paraisse nécessaire d'imposer à leur commerce certaines mesures de précaution. Ce sont les *substances dangereuses*, qui ont été réunies dans le tableau C.

La réglementation proposée pour les substances du tableau A peut être considérée comme réglementation de droit commun des substances vénéneuses. Elle comporte deux chapitres, relatifs l'un au commerce des substances vénéneuses destinées aux usages commerciaux, industriels ou agricoles, l'autre au commerce des mêmes substances vénéneuses, lorsqu'elles sont destinées à la médecine humaine et vétérinaire.

L'une des innovations les plus intéressantes du nouveau décret est la réglementation de l'emploi des arsenicaux en agriculture, emploi qu'interdisait l'article 10 de l'ordonnance de 1846, et qui, d'ailleurs, était peu connu à cette époque. Le développement des applications scientifiques à l'agriculture a montré que les composés arsenicaux étaient des agents destructeurs, et les seuls véritablement actifs, des insectes parasites qui constituent de véritables fléaux. L'emploi des arsenicaux comme insecticides a été préconisé dans divers pays étrangers, notamment en Amérique. Sans doute, cet emploi n'est pas sans dangers ; mais, tant que l'on ne disposera pas de méthodes plus inoffensives de destruction des insectes parasites, il a paru d'un intérêt économique de premier ordre d'autoriser l'usage des arsenicaux en agriculture, sous la seule réserve de réglementer cet usage et de lui imposer toutes les garanties nécessaires à la sauvegarde de la santé publique. Trois autres dispositions nouvelles méritent également d'être signalées.

La première vise les vétérinaires. Le présent décret autorise les vétérinaires diplômés à délivrer les médicaments vétérinaires toxiques à ceux de leurs clients qui résident dans des agglomérations dépourvues de pharmacie. L'intérêt de cette mesure de tolérance est considérable dans les campagnes, aujourd'hui surtout que la médecine vétérinaire a pris de si utiles développements.

La seconde est relative au renouvellement d'exécution des ordonnances médicales prescrivant des substances vénéneuses. Les textes antérieurs sont muets à cet égard ; il a paru qu'il y avait un intérêt général à édicter des règles ne laissant pas place à l'incertitude. Le principe dont s'inspirent les dispositions du décret est, à cet égard, le suivant : interdiction de renouvellement pour toutes les préparations d'une toxicité élevée, et, au contraire, autorisation de renouvellement pour les médicaments d'usage externe et pour ceux destinés à l'usage interne lorsque la substance vénéneuse y est amenée par la dilution à une dose telle que sa toxicité devient à peu près nulle. D'une façon générale, l'auteur de la prescription conserve, d'ailleurs, les droits les plus complets.

La troisième, enfin, vise les médicaments préparés à l'avance et que l'on désigne couramment sous le nom de *spécialités*. La délivrance de celles de ces spécialités qui renferment des substances vénéneuses a nécessairement été soumise aux formalités prévues pour la délivrance des préparations officinales et magistrales de toxicité équivalente. L'article 26 du décret ne fait que consacrer cette assimilation. Sans détruire le commerce des spécialités, il importait de ne pas le laisser comme une fissure par laquelle il eût été facile d'échapper aux prescriptions du présent décret.

Les substances du tableau B, ou toxiques stupéfiants, ne sont qu'une catégorie plus dangereuse de l'ensemble des substances visées au tableau A. Elles sont, en conséquence, soumises aux mêmes règles, aggravées par les dispositions spécialement rigoureuses du titre II. L'emploi abusif de l'opium, et surtout celui de la morphine et de la cocaïne, a pris de telles proportions dans ces dernières années, que l'opinion publique s'est émue de l'inefficacité de notre législation pour enrayer ce fléau. L'interdiction absolue de la vente de ces toxiques n'est pas possible ; car ce sont, dans certains cas, de merveilleux médicaments rendant les plus grands services à l'art médical ; mais il est indispensable, pour empêcher leur emploi illicite, que la circulation et la vente de ces toxiques soient soumises à un contrôle rigoureux, dès leur entrée en France, et assujetties à des formalités qui s'opposent à leur délivrance autrement que sur le vu d'une prescription médicale visant personnellement, et seulement à une époque donnée, un malade déterminé. Il est à présumer que le texte que nous avons l'honneur de vous soumettre donnera, sous ce rapport, une juste satisfaction à l'opinion publique et répondra à l'esprit de la législation pénale que vient de voter le Parlement.

Si les règles générales du titre premier sont aggravées pour les substances du tableau B, elles sont, au contraire, très adoucies pour les substances du tableau C dont la toxicité est moindre que celle des substances rangées dans les deux précédents tableaux. En effet, ces règles forment le titre III et ne nécessitent aucune explication spéciale.

Tels sont, Monsieur le Président, les points essentiels par lesquels le nouveau décret diffère de la législation actuelle. Il constitue une mise au point devenue nécessaire et urgente. Il répond tant aux développements scientifiques actuels qu'au souci de protéger la santé publique et la race, sans porter atteinte aux nécessités légitimes du commerce, de l'agriculture et de l'industrie. Nous vous demandons de vouloir bien le revêtir de votre approbation.

Veuillez agréer, Monsieur le Président, l'hommage de notre respectueux dévouement.

<table>
<tr><td>Le Ministre de l'Intérieur,
Malvy.</td><td>Le Garde des Sceaux,
Ministre de la Justice,
René Viviani.</td></tr>
<tr><td>Le Ministre des Finances,
A. Ribot.</td><td>Le Ministre de l'Agriculture,
Jules Méline.</td></tr>
</table>

*
* *

Deux points essentiels sont à retenir dans le Rapport : le premier vise *le classement des substances vénéneuses*, le second *la situation faite aux vétérinaires*.

La répartition des toxiques sous trois chefs distincts ainsi que le stipule l'article premier du décret :

Article premier

Les substances vénéneuses sont, en ce qui concerne l'importation, l'achat, la vente, la détention et l'emploi, soumises à des régimes distincts selon qu'elles sont classées dans les tableaux A, B ou C, annexés au présent décret

a été inspirée de motifs tenant à l'inégale toxicité des uns et des autres, aux conditions variées de leur emploi et aussi à l'intérêt social qui veut s'opposer par tous les moyens en son pouvoir au facile commerce de certains d'entre eux. Un rapide coup d'œil sur les tableaux A, B et C, que nous donnons un peu plus loin, montre que les deux premiers contiennent les substances les plus toxiques, celles qui ne s'utilisent en thérapeutique qu'à doses en général très petites ; au tableau C, nous trouvons des substances plus faeilement maniables, aux doses moins étroitement fixées, mais dont la réglementation s'imposait néanmoins. Bien que, parmi elles, il en soit dont la toxicité est peu marquée, on peut dire que, dans l'ensemble, ces substances sont *dange-*

reuses. On comprend alors que le législateur ait entendu imposer à leur commerce certaines mesures de surveillance sans leur donner la rigueur qu'elles ont avec les substances des tableaux A et B.

Les substances du tableau B, les *stupéfiants*, comme il est dit dans le rapport précédent, auraient pu, à la rigueur, rentrer dans le tableau A, car elles ne sont pas précisément plus toxiques, — quelquefois, même, elles le sont moins que celles du tableau A ; — mais les abus qui en ont été faits inconsidérément sont tels que la surveillance de leur comptabilité ne saurait être trop minutieuse, l'établissement du bilan de leurs entrées et de leurs sorties trop rigoureux. Le souci du législateur a été, en les mettant à part, de s'entourer de toutes les garanties pour lutter contre les vices sociaux que la cocaïne, la morphine et la fumerie d'opium évoquent.

Le texte du décret est *pénal* et *limitatif.* Il est *pénal*, c'est-à-dire que des sanctions sont liées à l'inobservation des dispositions qui ont été prises. Il est *limitatif*, c'est-à-dire que tout ce qui n'y est pas formellement stipulé est autorisé. C'est ainsi que les trois tableaux A, B et C, ont un caractère strictement limitatif. Une substance qui ne s'y trouve pas inscrite ne peut être sous la dépendance de la loi La cocaïne appartient au tableau C, la novine (novocaïne) n'est d'aucun tableau ; l'emploi de celle-ci est libre; celui de la première est, au contraire, bridé par un texte étroit.

L'examen des tableaux A, B et C nous montre également que l'unique liste des substances vénéneuses de l'ordonnance de 1846 a été considérablement augmentée. Au surplus, la rédaction du décret laisse prévoir que toute substance toxique à venir et dont l'usage deviendrait courant trouvera aisément sa place dans la classification prévue par ce décret. Mais un nouveau décret rendu, le Conseil d'Etat entendu, le plus souvent, sans discussion, sera néanmoins nécessaire pour l'y faire entrer.

***

Avant d'aller plus loin, il est de première importance de signaler que le décret ne s'est pas contenté de classer les substances, dont il entend réglementer le commerce, en tenant compte de leur *qualité*, mais qu'il a entendu faire état de la *quantité* qui pourra en être employée.

Autrement dit : LA DOSE DU TOXIQUE EST PRISE EN CONSIDÉRA-

TION. C'est là un point sur lequel M. H. Martin, avec raison, appelle l'attention.

A partir de quelle dose une substance qui est considérée comme vénéneuse, et inscrite d'ailleurs comme telle au décret, cessera-t-elle de l'être ? car il est des cas où la dose sera si faible qu'il serait contraire au bon sens de la laisser soumise à la réglementation.

« Jusqu'à présent, dit M. H. Martin, le pharmacien se trouvait dans l'impossibilité de savoir exactement à partir de quelle quantité de substance toxique contenue dans une préparation médicamenteuse les dispositions réglementaires entraient en vigueur

« Cette incertitude va cesser. Le décret prévoit, en effet, la fixation d'une limite au-dessous de laquelle la réglementation qu'il institue pour les substances des tableaux A et B cessera d'être applicable. »

ART. 29

Les dispositions du présent chapitre ne sont pas applicables aux préparations médicamenteuses renfermant des substances du tableau A à des doses trop faibles pour que lesdites préparations puissent être soumises à la présente réglementation.

Ces doses seront fixées, pour chacune de ces substances, par arrêté du Ministre de l'Intérieur, pris sur l'avis du Conseil supérieur d'hygiène publique de France. Cet arrêté sera inséré au Codex.

Par l'article 30, les substances du tableau B tombent aussi sous l'application de l'article 29.

La liste prévue par l'article 29 devra évidemment viser les animaux aussi bien que l'homme. Le législateur ne s'est peut-être pas douté qu'en rédigeant ainsi il s'engageait dans une voie épineuse, car la posologie chez nos animaux domestiques est fonction de l'espèce, de la race et de la taille. La fixation des doses minima prévue par l'article 29 ne constituera pas un travail facile; la liste sera longue, et nous craignons d'avance qu'elle ne soit très critiquée. Elle devra cependant être établie, car le règlement est formel. Nous estimons que la consultation préalable des Corps enseignants des Ecoles vétérinaires et des principales Sociétés vétérinaires est le seul moyen d'en abréger l'élaboration.

Le législateur n'a d'ailleurs pas attendu que l'article 29 fût

satisfait — et quand le sera-t-il? — pour ne pas le mettre déjà
en application.

« Une même substance peut, d'ailleurs, être classée à la fois
dans deux ou trois des tableaux annexés au décret, ou cesser
d'être considérée comme vénéneuse, suivant la proportion dans
laquelle elle entre dans une composition officinale. »

« Ainsi l'opium et son extrait sont inscrits au tableau B, les
gouttes noires anglaises, le laudanum et la teinture d'opium au
tableau A, le sirop d'opium et le sirop de morphine au tableau C,
tandis que le sirop diacode et l'élixir parégorique échappent à la
législation sur les substances vénéneuses. » (H. Martin.)

Nous résumerons les lignes qui précèdent en disant : *Non
seulement la pharmacie vétérinaire est libre toutes les fois
qu'elle touche à des substances qui ne sont pas inscrites aux
tableaux A, B, C, mais elle est également libre lorsqu'elle
manipule des substances desdits tableaux, à condition que les
préparations dans lesquelles elles entrent les contiennent à une
dose inférieure à celle qui sera fixée par l'arrêté prévu à l'article 29.* Il ne nous reste donc plus qu'à attendre la publication
de cet arrêté.

*
* *

La division des substances toxiques en trois classes d'inégale
importance a marqué sa trace dans la rédaction du décret qui
comprend quatre titres : les trois premiers consacrés à l'étude
des matières vénéneuses rangées dans les tableaux A, B et C, et
le quatrième à l'examen de quelques dispositions générales
tendant à assurer l'exécution des règles édictées dans les précédents.

Le *titre premier*, qui comprend les articles 2 à 29, est relatif
aux substances du tableau A, parmi lesquelles nous trouvons
les alcaloïdes couramment employés par les vétérinaires : arécoline, ésérine, pilocarpine, strychnine, vératrine. Toutefois —
et le rapport au Président de la République ne manque pas de le
souligner — la réglementation que ces articles établissent pour
les substances de ce tableau « peut être considérée comme la
réglementation de droit commun des substances vénéneuses ».
Toute difficulté d'interprétation portant sur la réglementation
des substances B et C devra donc chercher dans le titre premier
la solution, à moins que des prescriptions spéciales aient été
formellement énoncées à l'occasion de ces substances.

Dans le *titre deuxième*, qui va des articles 30 à 40, nous ne trouverons, pour ainsi dire, pas de dispositions vraiment nouvelles; il y est surtout fait mention de précautions beaucoup plus grandes qui doivent être prises en raison de la nature des substances du tableau B, que l'on s'accorde à désigner sous le nom générique de « stupéfiants ».

Le *titre troisième* qui comprend les articles 41, 42, 43 et 44, est consacré aux substances du tableau C.

***

Dans l'étude que nous allons faire des textes, nous pourrions suivre l'ordre même du décret, mais nous estimons préférable d'opérer autrement. Nous allons prendre les articles qui intéressent les vétérinaires et nous les grouperons afin d'en extraire la substance des prescriptions que ceux-ci seront tenus à observer.

Nous commencerons par examiner les articles fondamentaux qui fixent, dans son essence, le droit nouveau pour les vétérinaires.

***

TABLEAU A.

Acide arsénieux et acide arsénique.
Acide cyanhydrique.
Aconit (feuille, racine, extrait et teinture).
Aconitine et ses sels.
Adrénaline.
Apomorphine et ses sels.
Arécoline et ses sels.
Arséniates et arsénites.
Atropine et ses sels.
Bains arsenicaux.
Belladone (feuille, racine, poudre et extrait).
Benzoate de mercure.
Bichlorure de mercure.
Biiodure de mercure.
Bromoforme.
Brucine et ses sels.
Cantharides entières, poudre et teinture.
Cantharidine et ses sels.
Chloroforme.
Ciguë (fruit poudre et extrait).

Codéine et ses sels.
Colchicine et ses sels.
Colchique (semence et extrait).
Conine et ses sels.
Coque du Levant.
Curare et curarine.
Cyanures métalliques.
Digitale (feuille, poudre et extrait).
Digitaline.
Duboisine et ses sels.
Emétique.
Ergotinine.
Ergot de seigle.
Esérine et ses sels.
Extrait d'ergot de seigle (ergotine).
Extrait fluide d'ergot de seigle.
Fèves de Saint-Ignace.
Gouttes amères de Baumé.
Gouttes noires anglaises.
Homatropine et ses sels.
Huile de croton.
Huile phosphorée.

Hydrastine.
Hydrastinine et ses sels.
Hyoscyamine et ses sels.
Juniperus phœnicea (feuille, poudre, essence).
Jusquiame (feuilles, poudre et extrait).
Laudanum de Sydenham.
Laudanum de Rousseau.
Liqueur de Fowler.
Nicotine et ses sels.
Nitrates de mercure.
Nitroglycérine.
Noix vomique (poudre, extrait et teinture).
Oxydes de mercure.
Paquets de sublimé corrosif.
Pavot, papaver somniferum (capsules sèches).
Phosphore.

Phosphure de calcium.
Phosphure de zinc.
Picrotoxine.
Pilocarpine et ses sels.
Rue (feuilles, poudre et essence).
Sabine (feuilles, poudre et essence).
Santonine.
Scopolamine et ses sels.
Stovaïne.
Stramoine (feuilles, poudre et extrait).
Strophantine et ses sels.
Strophanthus (semences, extrait et teinture).
Strychnine et ses sels.
Sulfures d'arsenic.
Teinture d'opium.
Topiques à l'huile de croton.
Vératrine et ses sels.

TABLEAU B.

Opium brut et officinal.
Extraits d'opium.
Morphine et ses sels.
Diacétylmorphine et ses sels.
Alcaloïdes de l'opium (à l'exception de la codéine), leurs sels et leurs dérivés.
Cocaïne, ses sels et ses dérivés.
Haschich et ses préparations.

TABLEAU C.

Acétates de plomb cristallisés et préparations qui les contiennent.
Acétate (Sous-) de plomb liquide.
Acide acétique cristallisable.
Acide chlorhydrique.
Acide chromique.
Acide nitrique.
Acide oxalique.
Acide sulfurique.
Acide sulfurique alcoolisé (eaux de Rabel).
Alcoolature d'aconit.
Amidophénol.
Ammoniaque.
Amidorésorciné.
Brome.

Carbonate de plomb et préparations qui le contiennent.
Caustique au chlorure d'antimoine.
Caustique au chlorure de zinc (pâte de Canquoin).
Caustique de potasse et de chaux (poudre de Vienne).
Chloral hydraté.
Chlorure d'antimoine.
Chlorure de zinc et la solution du codex.
Composés organiques de l'arsenic.
Crésylol et crésylate de soude.
Diamidophénol.
Diamidorésorcine.

Eau distillée de laurier-cerise.
Eau de cuivre.
Essence de moutarde.
Formaldéhyde (formol).
Huile de foie de morue phosphorée.
Huile grise.
Hydroquinone.
Iode et teinture d'iode.
Iodure de plomb.
Lessives de potasse ou de soude.
Liqueur de Van Swieten.
Liqueur de Villatte.
Nitrate d'argent cristallisé et fondu et préparations qui le contiennent.
Nitrate de plomb et préparations qui le contiennent.
Nitrite d'amyle.
Nitroprussiates.
Oxalates de potassium.
Papier au sublimé.
Pâtes phosphorées.
Pelletiérine et ses sels.
Phénols et phénates.
Phénylène-diamine (méta et para) et préparations qui les contiennent.
Pommade au sublimé corrosif.
Pommades à l'oxyde de mercure.

Potasse caustique.
Protochlorure de mercure (calomel ou précipité blanc).
Protoiodure de mercure.
Pyridine.
Pyrogallol.
Saccharine.
Scille (poudre, extrait et teinture).
Sirop d'aconit.
Sirop de belladone.
Sirop de biiodure de mercure ou de Gibert.
Sirop de digitale.
Sirop de morphine.
Sirop d'opium.
Soluté de peptonate de mercure (codex).
Soude caustique.
Sulfate de mercure.
Sulfate de spartéine.
Sulfate de zinc.
Sulfure de mercure et préparations qui le contiennent.
Sulfocyanure de mercure.
Teinture de belladone.
Teinture de colchique.
Teinture de digitale.
Teinture de jusquiame.
Tétrachlorure de carbone.

* * *

1° ARTICLES QUI DÉFINISSENT LE DROIT GÉNÉRAL DU VÉTÉRINAIRE DANS L'EXERCICE, PAR LUI, DE LA PHARMACIE DES SUBSTANCES VÉNÉNEUSES.

Ce sont les articles 16 et 17 du chapitre II du titre premier, l'article 30 du titre deuxième et l'article 42 du titre troisième.

ART. 16

Les substances du tableau A ne peuvent être délivrées sous une forme quelconque :

. . . .

2° Pour l'usage de la médecine vétérinaire, que par les phar-

maciens et, sous les réserves prévues à l'article suivant, par les vétérinaires diplômés.

Le décret ne vise que les vétérinaires diplômés des Ecoles. Les empiriques en sont exclus. — La lecture du paragraphe 2 de l'article 16 appelle une première observation qui est d'importance.

La médecine vétérinaire est libre, sauf lorsqu'il s'agit des maladies contagieuses énumérées au Code rural.

La pharmacie vétérinaire est également libre, tant qu'elle n'a pas recours aux substances vénéneuses ; mais quand des toxiques doivent intervenir dans le traitement des maladies des animaux, à des doses qui seront supérieures à celles auxquelles fait allusion l'article 29, le législateur a entendu que leur maniement ne soit confié, en dehors du pharmacien, qu'à un vétérinaire dont le titre est affirmé par un diplôme qui couronne des études longues et sérieuses.

C'est pour éviter toute équivoque résultant d'un emploi abusif du titre de vétérinaire accolé au qualificatif de maréchal ou à celui d'expert, par exemple, que le texte a pris la précaution que d'aucuns jugeront peut-être superflue, voire même dangereuse, de bien signifier dans ce paragraphe 2 de l'article 16 qu'il ne saurait s'agir que des vétérinaires sortant des Ecoles françaises avec leur diplôme, car à eux seuls on reconnaît les garanties suffisantes.

Si le qualificatif *diplômé* ne suit pas le mot vétérinaire dans les autres articles, nous sommes autorisés à dire, — ainsi qu'il résulte des discussions en Conseil d'État, — que c'est pour éviter une redite jugée inutile.

Ce faisant, cette Assemblée en mêlant intimement comme elle l'a fait le titre de vétérinaire au texte sorti de ses délibérations, lui reconnaît une valeur bien précisée qui doit nous satisfaire.

*
* *

Le vétérinaire peut acheter, détenir et vendre les substances vénéneuses :

Art. 17

Les vétérinaires sont autorisés à détenir, pour l'usage de la médecine vétérinaire, lesdites substances. (Tableau A.)

Sans avoir le droit de tenir une officine ouverte, ils sont autorisés à délivrer ces substances à leurs clients lorsque ceux-ci résident dans des communes ou agglomérations dépourvues de pharmacie. Dans les autres communes, ils ne jouissent de la même faculté que dans les cas où l'administration desdites substances est faite par eux-mêmes aux animaux.

L'article 17 est fondamental pour les vétérinaires. C'est lui qui crée la situation nouvelle, qui fixe l'étendue de leurs droits et en trace la limite.

Les vétérinaires sont donc autorisés à détenir, *pour l'usage de la médecine vétérinaire* les substances du tableau A et, disons-le, dès maintenant, celles du tableau B et celles du tableau C, ainsi qu'il est dit par l'article 30 et le premier paragraphe de l'article 42 qui complètent ainsi l'article 17 :

Art. 30

Les articles qui précèdent sont applicables à l'importation, à l'achat, à la vente, à la détention et à l'emploi des substances classées dans le tableau B, en tant que leurs dispositions ne sont pas contraires à celles du présent titre.

Art. 42

Lesdites substances (Tableau C) ne peuvent être délivrées pour l'usage de la médecine humaine ou vétérinaire que dans les conditions prescrites aux articles 16 et 17.

Pour *détenir*, il faut évidemmment avoir *acheté* et *si l'on détient*, c'est, comme dit le texte, pour *délivrer*, et ici qui dit délivrer sous-entend vendre, que le médicament soit stipulé dans la note des honoraires avec une valeur qui lui est propre, ou qu'il soit compris dans un tout, par exemple, sous le titre global : soins donnés aux animaux.

Un premier texte sur lequel il fut donné aux vétérinaires de discuter disait : « Sans avoir le droit de tenir une officine ouverte, ils (les vétérinaires) sont autorisés à délivrer et à *vendre* ces substances... »

Le texte finalement adopté dont fait mention l'article 17 a supprimé les mots *et à vendre*, parce que, cela allait de soi, derrière la délivrance des médicaments, il y a toujours la vente.

Les explications qui viennent d'être données nous paraissent nécessaires, surtout quand on se reporte au texte du fameux arrêt de la Cour de cassation du 2 février 1912 qui reconnaît aux hongreurs, c'est-à-dire à des empiriques, le droit de détenir des substances vénéneuses qu'ils devront administrer eux-mêmes, tout en leur en interdisant la vente en application de la loi de 1845.

Malgré tout le respect que l'on doit éprouver pour la haute juridiction que représente la Cour de cassation, nous nous permettrons de dire que dans l'arrêt auquel il vient d'être fait allusion, il y a quelque chinoiserie; car il apparaît comme de toute logique que si les hongreurs ont le droit d'administrer des substances vénéneuses aux animaux confiés à leurs soins, il faut bien d'abord qu'ils se les soient procurées. Or, le nouveau décret le leur interdit. Nous reviendrons d'ailleurs sur cet arrêté un peu plus loin.

Le vétérinaire ne peut délivrer de substances vénéneuses qu'il n'appliquera pas lui-même, là où il y a un pharmacien. — L'article 17, par son second paragraphe, apporte une restriction à ce que quelques vétérinaires ont appelé *le libre exercice de la pharmacie vétérinaire par les vétérinaires.*

Au commencement de cette étude, nous uous sommes déjà expliqué sur cette restriction; nous croyons utile d'y revenir dans l'intention de montrer aux vétérinaires que le préjudice qui semble leur être causé par la nouvelle législation est moins grave qu'il leur est apparu au premier abord.

On ne saurait dénier aux pharmaciens, qui font une étude très approfondie de leur art, qu'ils donnent toutes garanties dans le maniement des substances toxiques et s'il est bien vrai qu'il existe une pharmacie vétérinaire, il faut reconnaître qu'elle n'est pas tellement distincte de la pharmacie humaine qu'elle ne peut pas ne pas en être considérée comme une branche. Avancer que la pharmacie vétérinaire n'est pas un chapitre de la pharmacie humaine, mais une science essentiellement vétérinaire, c'est aller un peu loin.

Ce qu'il est beaucoup plus vrai de dire, c'est que les pharmaciens ignorent la posologie vétérinaire; aussi le contrôle des ordonnances vétérinaires leur échappe-t-il.

Les affinités sont très grandes entre les deux pharmacies et la préparation des médicaments, à laquelle se ramène essentiellement le travail pharmaceutique, est la même dans les deux.

Pour ces raisons, qui ont sans doute été fournies devant le Conseil d'Etat, on s'explique alors que ce dernier se soit refusé à donner pleine et entière satisfaction aux vétérinaires. Il lui est apparu que permettre à un vétérinaire de vendre les toxiques qu'il n'appliquerait pas lui-même, dans les mêmes conditions qu'un pharmacien qui pourrait être son voisin, à bocaux ouverts, sinon à officine ouverte, ce n'était pas précisément de la médecine vétérinaire; c'était un acte pur de commerce, rendu plus flagrant par le voisinage même du pharmacien et qui ne pouvait toujours s'abriter derrière les puissants arguments mis en avant par les vétérinaires pour obtenir la codification de leurs légitimes aspirations.

Il serait fâcheux pour les vétérinaires, pour leur dignité professionnelle, qu'on les accusât de mercantilisme en les voyant réclamer avec quelque rudesse le libre exercice de la pharmacie en présence même d'un pharmacien; ils doivent soigneusement se garder d'un tel reproche.

La situation qui leur est faite par le décret est d'ailleurs autrement favorable que celle qui a été réservée aux médecins, d'une part, aux empiriques, hongreurs et maréchaux ferrants, d'autre part.

Le médecin n'a pas plus le droit de faire de la pharmacie dans la commune qu'il habite, s'il s'y trouve un pharmacien, que dans les communes environnantes où l'appelle sa clientèle, alors même que celles-ci seraient dépourvues de pharmacien. Le fait qu'un pharmacien et un médecin résident dans la même commune interdit donc à ce dernier de faire de la pharmacie où que ce soit, où qu'il aille.

Pour les vétérinaires, il n'en est pas ainsi et l'avantage est fort grand, comme on va pouvoir en juger.

Le vétérinaire voisinerait-il avec un pharmacien que l'interdiction de faire le commerce des substances vénéneuses, dans un but thérapeutique, ne se limite qu'à la commune habitée par un pharmacien, et encore faut-il que l'administration desdites substances ne soit pas faite par ses soins, ainsi que dit l'article 17. Dans toutes autres conditions, sa liberté reste entière. Il fera de la pharmacie des toxiques dans ladite commune, s'il administre lui-même le médicament; il en fera, en se contentant de délivrer la substance toxique, alors que l'administration en restera confiée au client, dans les communes où il sera appelé et qui sont dépourvues de pharmacien, et enfin, il n'est pas inutile de le rappeler, qu'il y ait ou non un pharmacien, que le vétérinaire administre ou n'administre pas lui-même, la pharmacie des substances non vénéneuses nullement comprises dans les tableaux A, B, C reste tout à fait libre, comme est libre du reste la médecine des animaux ; le présent décret ne la vise pas.

En chiffres ronds, il y a en France 12.000 pharmaciens répartis dans 4.000 communes ; 32.000 communes sont dépourvues de pharmaciens, la pharmacie vétérinaire des toxiques y est donc possible pour les vétérinaires, *sans aucune restriction*.

Les vétérinaires se rappelleront sans doute les efforts qu'ils ont vainement dépensés à demander le vote d'une loi les protégeant contre l'empirisme et qui aurait eu pour résultat de leur créer le monopole de soigner les animaux. Ils n'auraient donc pas à s'étonner outre mesure si les pharmaciens voulaient réclamer à leur tour un monopole, en arguant de la solidité de leurs études et du but bien spécial qu'elles poursuivent. En équité nous devons reconnaître qu'une telle réclamation serait inadmissible parce que l'on peut dire que ce sont les pharmaciens eux-mêmes qui ont contribué en partie à créer la situation que le décret vient de définir. L'examen des textes, dépourvu de toute arrière-pensée procédurière à l'excès, nous montre que, en réalité, la pharmacie vétérinaire a été méconnue par la loi de Germinal, et que, plus tard, lorsqu'on y a pensé en vue de la réglementer, cela n'a été que d'une façon décousue et imprécise, de bric et de broc peut-on dire, par des énoncés manquant de netteté, aux interprétations difficiles, contradictoires, donnant par conséquent motifs à des reprises injustifiées de la part des pharmaciens.

Les vétérinaires, avec l'aide du temps, sont parvenus à donner à la pharmacie des animaux qu'ils ont toujours pratiquée une situation de fait dont il devenait légitime de leur reconnaître les avantages un jour à venir, sans qu'ils fussent exposés à des surprises. Or, le décret actuel fixe ces avantages dans des termes dépourvus cette fois de toute ambiguïté.

Les pharmaciens auraient tort de se croire lésés en voyant stabiliser la situation antérieure des vétérinaires, situation qui était auparavant pleine d'imprévus et d'aléas. Si l'on va au fond des choses, la réglementation, telle que la donne le présent décret, ne crée rien de nouveau.

Avec quelques confrères, nous dirons même qu'elle va, dans

certains cas, jusqu'à nous retirer l'avantage d'habitudes que le temps et l'usage avaient consacrées.

Il y a, en effet, lieu de s'étonner péniblement que le vétérinaire ne puisse pas céder à son client, alors même que celui-ci habite dans une commune pourvue d'un pharmacien, des médicaments comme la liqueur de Villate, la teinture d'iode, l'extrait de Saturne, etc. Appelé pour soigner, par exemple, un javart avec fistule, il injectera dans celle-ci la liqueur de Villate qu'il aura apportée ; mais l'article 17 lui interdit de laisser la partie non utilisée à son client, à charge par celui-ci d'en faire ultérieurement l'application. Ceci heurte le bon sens, et nous comprenons que nos confrères s'en soient inquiétés.

Reconnaissons toutefois que, dans son ensemble, la nouvelle réglementation consacre des titres acquis et les met à l'abri de toute discussion ; mais elle ne pouvait pas, et c'est ce qu'il nous paraît utile de bien faire saisir aux vétérinaires, aller jusqu'à placer en face des pharmaciens de la médecine humaine d'autres pharmaciens jouissant des mêmes droits sans avoir fait les mêmes études.

Et ne serait-ce pas un peu cela que demandent certains véténaires qui, réclamant *le libre exercice de la pharmacie vétérinaire par les vétérinaires*, songeraient à en appeler au Parlement des dispositions incluses dans la dernière phrase de l'article 17 ? Cette formule ne cacherait-elle pas, comme on l'a pensé, *le monopole de la pharmacie vétérinaire aux vétérinaires ?*

Nous pensons que ce serait une faute que de chercher, sur ce point, à mettre en branle la machine parlementaire. Même en s'appuyant sur les milieux agricoles, nous pourrions craindre un échec ; et, ce qui est plus grave, c'est que toute la question serait remise en l'état, de gros risques seraient courus, et on entrevoit sans peine les arguments qui pourraient être avancés d'un côté par les pharmaciens pour la conquête d'un monopole qui leur échappe partiellement, de l'autre par les empiriques qui ont été évincés.

Les empiriques, au cours de l'élaboration du décret, ont eu le soin de faire remarquer que la réglementation du commerce des substances vénéneuses était, avant tout, édictée par le souci constant du législateur de sauvegarder la santé publique. Or, en quoi, disaient-ils, celle-ci est-elle intéressée à l'emploi des substances vénéneuses dans le traitement des maladies des animaux, et qu'importe à la santé publique que des animaux puissent être victimes des manœuvres d'un incapable ?

L'argument a de la force, mais en apparence seulement. Il est gros, trop gros même, car il méconnaît l'intérêt général, qui exige que soient confiés aux mains les plus expertes les soins à donner aux animaux malades. Il laisse aussi de côté ce fait important qui intéresse cette fois directement la santé publique, que des animaux atteints de maladies contagieuses pour l'homme seront quelquefois traités par un empirique, ignorant de leur état, comme s'il s'agissait d'une affection sporadique.

Enfin, reste le danger de confier la garde des substances toxiques au premier venu, et c'est ce que n'a pas voulu le Conseil d'Etat qui a délibérément écarté les empiriques de son texte.

La réponse qui a été faite par le Ministre, et dont nous avons fait mention plus haut, met à cet égard les choses au point.

****

La restriction apportée par la dernière phrase de l'article 17 au libre exercice de la pharmacie par les vétérinaires atteindra surtout les *vétérinaires des villes*. Or, beaucoup de ces derniers, — et il n'y en a que 600 sur 3.600, — ne délivrent pas de médicaments et se bornent à rédiger des ordonnances ; le décret ne modifiera donc en rien, de ce côté, l'état de leurs recettes.

Mais les 3.000 vétérinaires ruraux, au métier plus rude, plus difficile que celui de leurs confrères des villes, trouveront dans le décret des motifs de satisfaction. Ils pourront toujours faire *librement* de la pharmacie avec leurs clients des communes qui se trouvent aux alentours de leur résidence.

****

La médecine d'urgence et l'article 17. — La médecine d'urgence, qui est d'une si grande importance pour les vétérinaires, n'est nullement touchée par l'article 17. L'*intervention rapide* n'est gênée en rien par celui-ci, puisque, dans les cas d'urgence, le vétérinaire étant appelé, c'est lui qui administre lui-même le médicament et quand ce n'est pas lui, c'est devant lui et sous sa surveillance qu'en est faite l'administration. C'est d'ailleurs ce qu'a très justement fait remarquer le Président de la Société de Médecine vétérinaire pratique.

La question de la *néccessité d'une intervention rapide* ayant été soulevée au cours d'une discussion, le Président s'exprima en les termes suivants qu'il est utile de citer :

« ...Dans *n'importe quelle circonstance*, nous pouvons tous, que nous exercions chez un client habitant dans une agglomération dépourvue de pharmacien ou dans une agglomération où il y a une officine ouverte, nous avons tous le droit absolu de détenir et d'employer les médicaments que nous jugeons utiles, quels qu'ils soient, les toxiques aussi bien que les autres ; l'article 17 est formel du moment que l'administration est faite par nous-mêmes. Nous n'avons pas l'obligation d'aller quérir nous-mêmes ces médicaments chez un pharmacien plus ou moins éloigné, ni de les envoyer chercher par nos clients, puisque non seulement nous pouvons avoir ces médicaments avec nous, mais tout vétérinaire, quel qu'il soit, quelque endroit qu'il habite, a toujours le droit d'avoir chez lui toutes les provisions, si importantes soient-elles, de substances toxiques du tableau A et des substances du tableau C, qu'il jugera convenable, car il n'y a sur ce point aucune restriction, ni dans les articles 17, 18 et 41, ni dans aucun autre article.

« Il ne me semble donc pas que nous puissions appuyer utilement une réclamation quelconque sur cet argument : l'Académie de Médecine et le décret ont fait justice de la nécessité envisagée et nous ont accordé toute faculté pour cela ; *la question de notre intervention rapide est favorablement tranchée ; il ne faut plus y revenir.* »

Nous n'avons rien à ajouter à d'aussi justes réflexions.

*
* *

La différence que la nouvelle législation a établie entre le médecin et le vétérinaire et dont nous avons vu tout à l'heure les conséquences résulte de ce que, pour le médecin, c'est son domicile qui est visé, tandis que, pour le vétérinaire, *c'est celui de son client.*

L'article s'occupe bien, en effet, du domicile du client, mais non du lieu où se trouve l'animal et que se passera-t-il, font remarquer Bogelot et Toraude, si cet animal tombe malade, en déplacement, dans une commune éloignée où il se trouve un pharmacien, alors que son propriétaire réside dans une commune dépourvue d'un pharmacien ?

« ... Il semblerait que le droit du vétérinaire devrait cesser, disent-ils, mais le texte est formel, il ne peut être ni étendu, ni restreint, et nous pensons que, malgré la logique, le vétérinaire pourrait vendre à son client, quel que soit l'endroit où se trouverait l'animal. »

Nous ne saurions mieux faire que d'adopter cette interprétation.

*
* *

Une dernière réflexion s'impose à propos de l'article 17 ; nous en empruntons encore le développement à Bogelot et Toraude, car nous ne pourrions dire mieux que ces auteurs.

Le client du vétérinaire doit être « le sien et non celui d'un confrère, car n'étant pas autorisé à avoir une officine ouverte, il ne peut exécuter les ordonnances d'un confrère. Il ne saurait considérer comme client celui qui fait soigner ses animaux par un confrère et qui ne s'adresse à lui que pour l'achat du remède nécessaire. Ce serait là se livrer à la vente des toxiques du tableau A d'une manière générale, alors que le décret ne lui concède qu'un droit exceptionnel. »

Il est bien évident que ne rentrerait pas dans le cas ici visé par Bogelot et Toraude celui d'un vétérinaire qui, par exception, manquant du remède nécessaire, prierait un confrère de le céder à son client.

Nous allons examiner maintenant dans quelles conditions le vétérinaire est autorisé à faire le commerce des substances vénéneuses.

*
* *

Le vétérinaire qui veut faire de la pharmacie est tenu à le déclarer.

Art. 2

Quiconque veut faire le commerce d'une ou de plusieurs des substances classées au tableau A ou à exercer une industrie qui en nécessite l'emploi est tenu d'en faire préalablement la déclaration devant le maire de la commune dans laquelle est situé son établissement ; à Paris et dans le ressort de la préfecture de police, la déclaration doit être faite à ladite préfecture.

Elle est inscrite sur un registre spécial ; récépissé en est donné au déclarant. Elle doit être renouvelée en cas de déplacement ou de cession de l'établissement.

L'autorisation de faire commerce des substances vénéneuses inscrites au tableau A dans un but thérapeutique appliqué aux animaux n'est pas lié *ipso facto* à la possession du diplôme de vétérinaire. Le vétérinaire, pour exercer ce commerce, devra, au préalable, faire la déclaration prévue au premier paragraphe de l'article 2. Celle-ci devra, en outre, spécifier qu'elle porte également sur les substances du tableau B, puisque l'article 3o, le premier du titre second, énonce que « les articles précédents sont applicables à l'achat, à la vente et à l'emploi des substances du tableau B ». Il n'est pas besoin de déclaration pour les substances du tableau C, même lorsqu'elles doivent être réservées aux usages thérapeutiques.

La déclaration est personnelle, autrement dit, elle n'est pas attachée à l'établissement de celui qui l'a faite. Le successeur d'un vétérinaire autorisé n'est pas garanti par la déclaration de son prédécesseur ; il devra à son tour en faire une pour son propre compte.

Plusieurs vétérinaires avaient demandé que, comme pour les pharmaciens, le dépôt du diplôme professionnel tînt lieu de déclaration, mais le texte adopté par le Conseil d'Etat ne l'a pas admis.

Le vétérinaire qui aura fait la déclaration devra conserver soigneusement le récépissé qui lui en sera donné et qui équivaut pour lui à l'autorisation de faire commerce des toxiques A et B.

C'est la première pièce que l'inspecteur des pharmacies se fera présenter avant de commencer sa visite.

Des photographies de ce document, certifiées conformes à l'original, nous paraissent devoir être valables.

Les vétérinaires ne devront pas se formaliser si leur fournisseur de produits toxiques tient, une première fois, à s'assurer près d'eux qu'ils ont réellement fait la déclaration. C'est une démarche que le droguiste se doit de faire pour ne pas être exposé à vendre des substances vénéneuses à une personne qui aurait usurpé le titre de vétérinaire, le commerce de ces substances n'étant possible qu'entre personnes ayant fait la déclaration. La garantie que prend ainsi le droguiste n'a donc rien d'inquisitorial pour le vétérinaire ; elle est même à l'avantage de celui-ci qui, nous le pensons du moins, devrait aller au-devant de la demande qui ne manquera pas de lui être faite par le droguiste en lui présentant son récépissé de déclaration ou une photographie conforme.

*
* *

L'article 2 est d'ordre tout à fait général puisqu'il s'applique à *quiconque* veut faire le commerce des substances toxiques dans un but commercial, industriel ou agricole. C'est pour cette

raison, et aussi par suite d'une extension abusive de la signifi-
cation du mot agricole, qu'on s'est cru en droit de donner de cet
article 2 une interprétation erronée qui se trouve contredite par
l'esprit qui anime le décret tout entier et le texte de plusieurs de
ses articles.

Il s'est trouvé des vétérinaires pour se « préoccuper par trop
des droits fort discutables des maréchaux » et qui jouant vraiment sur les mots, tout en se défendant pourtant de le faire, ont
avancé en termes très formels, sans s'apercevoir qu'ils versaient
dans le sophisme, que, à l'abri de l'article 2, le maréchal, le
hongreur, les empiriques, en un mot, pourraient soigner les
animaux avec toutes les substances toxiques du tableau A.

Il est certes difficile de délimiter les domaines respectifs du
maréchal et du vétérinaire, mais justement parce que cela es
difficile, nous devons en conclure que lorsque le maréchal, le
hongreur, soigne un animal non atteint d'une maladie conta.
gieuse, que ce soit au pied ou ailleurs, il fait de la médecine
vétérinaire, et dire qu'il n'en fait pas, mais qu'en soignant cet
animal, cela revient pour lui à exercer une industrie agricole,
n'est-ce pas choquer le bon sens? Un avocat des empiriques ne
s'exprimerait pas mieux.

Oui, un empirique a le droit de faire commerce des substances
toxiques A, de les acheter, de les détenir, de les vendre, après
en avoir fait la déclaration, mais il n'a pas le droit de les
utiliser pour un usage vétérinaire, serait-ce même sur ses
propres animaux. Soigner des animaux domestiques en vue de
les guérir d'une affection locale ou générale, c'est faire de la
médecine vétérinaire, ce n'est pas pratiquer une industrie
agricole.

L'article 7, dans son troisième paragraphe, veut savoir la
destination de la substance achetée :

« Si la profession de l'acheteur n'implique pas l'emploi des
substances demandées, le reçu ou la commande doit mentionner
l'usage auquel ces substances sont destinées. »

Ce texte est formel. Un empirique, autorisé, selon l'article 2,
à faire commerce des toxiques. et qui voudrait s'en servir pour
le traitement des maladies des animaux, se verrait refuser sa
commande par celui auquel il s'adresserait.

Les propriétaires d'animaux domestiques, les hongreurs, les
maréchaux n'ont donc pas le droit de détenir et de vendre les
substances du tableau A et, ajouterons-nous, celles du tableau B,
pour les soins à donner aux animaux.

Seul ce droit est réservé aux pharmaciens et aux vétérinaires dans les limites de l'article 17, et encore, dirons-nous, car la remarque est d'importance, et nous y reviendrons, les pharmaciens ne peuvent délivrer des toxiques des tableaux A et B pour le traitement des maladies des animaux que sur le vu d'une ordonnance du vétérinaire (art. 19).

Nous verrons plus loin dans quelle mesure, au contraire, les empiriques peuvent utiliser les substances du tableau C.

*
* *

Les vétérinaires autorisés et les vétérinaires non autorisés. — Le vétérinaire qui aura fait sa déclaration sera *autorisé*. Celui qui ne l'aura pas faite ne sera *pas autorisé*, et le régime auquel il sera soumis pour le maniement des substances vénéneuses est différent de celui dont dépend le vétérinaire autorisé; ce sont les articles 27 et 40 qui lui seront applicables.

On peut se demander si cette distinction qui découle de la pensée et du texte du législateur entre les vétérinaires autorisés et les vétérinaires non autorisés mérite de s'établir dans la pratique. Nous ne le croyons pas et nous pensons que tous les vétérinaires sont engagés à faire la déclaration prévue par le premier paragraphe de l'article 2, car il n'en est pas un, où qu'il soit installé, qui ne fera pas de pharmacie et ne tombera pas, par conséquent, sous la dépendance du décret.

Evidemment, beaucoup de vétérinaires, dans les grandes villes surtout, ne font pas de pharmacie au sens courant du terme; ils rédigent plutôt des ordonnances et ne délivrent jamais de médicaments à leurs clients. Au premier examen, il n'est donc pas besoin pour eux d'être autorisés.

Mais quel est celui d'entre eux qui ne sera pas appelé à manier les sels d'ésérine, d'arécoline et de pilocarpine pour la médecine d'urgence, de cocaïne pour le diagnostic des boiteries? Lui faudra-t-il donc à chaque fois faire prendre chez un pharmacien voisin la solution du sel d'alcaloïde dont il aura besoin, ainsi que l'exigent les articles 27 et 40? Ne serait-il pas préférable pour lui d'avoir dans son armoire aux poisons *et en nature* les substances en question dont il lui sera loisible de faire des solutions aux titres qui lui conviennent? Autorisé, il peut détenir les substances du tableau A, comme celles du tableau B, *en nature :* non autorisé, cela lui est interdit. La distinction est capitale, et il était utile de la marquer dès maintenant. Nous y reviendrons.

*
* *

Endroits où sont rangées les substances vénéneuses.

Ce sont l'article 18 pour les substances A, le deuxième paragraphe de l'article 36 pour les B, et l'article 41 pour les C qui doivent être invoqués.

Substances A et B. — Le régime qui leur est appliqué en ce qui concerne le lieu de leur détention est commun aux substances des deux tableaux A et B.

Art. 18

...Les vétérinaires sont soumis aux conditions prescrites par les articles 3 et 4 en ce qui concerne la détention desdites substances..

Toutefois, il leur est interdit de détenir dans les armoires visées à l'article 3 d'autres substances que celles mentionnées aux tableaux A et B.

Art. 36 (2ᵉ §).

... Le détenteur de ces substances (Tableau B) doit les conserver dans des armoires fermées à clef. Ces armoires ne peuvent contenir d'autres substances que celles qui figurent aux tableaux A et B. Toute quantité trouvée en dehors desdites armoires sera saisie.

L'article 36, dans son second paragraphe, est, en quelque sorte, la copie du deuxième paragraphe de l'article 18. Celui-ci rappelle l'article 3 (1ᵉʳ et 2ᵉ §§).

Art. 3

Quiconque détient une ou plusieurs desdites substances (Tableau A), en vue de la vente... doit les placer dans les armoires fermées à clef ou dans des locaux où n'ont pas librement accès les personnes étrangères à l'établissement.

Les armoires ou locaux visés au précédent paragraphe peuvent contenir d'autres substances, à l'exclusion de celles destinées à l'alimentation de l'homme ou des animaux...

Cet article 3 appartient au chapitre premier du titre premier, qui établit le régime des substances A lorsqu'elles sont destinées au commerce, à l'industrie ou à l'agriculture. La nouvelle législation ne vise pas seulement, en effet, les pharmaciens, les médecins et lea vétérinaires, c'est-à-dire toutes personnes ayant à manier les substances vénéneuses dans un but curatif pour l'homme ou les animaux, elle atteint aussi les industriels, les commerçants, les agriculteurs, les parfumeurs qui ont à fabriquer, à transformer, à utiliser lesdites substances de multiples façons, La loi devait également les surveiller et, à cet effet, elle a rassemblé dans les articles 2 à 16, chapitre premier du titre premier, les prescriptions qu'elle entendait devoir être suivies.

Il est bien évident que plusieurs de celles-ci peuvent être d'application aux pharmaciens et aux vétérinaires ; il n'est donc pas surprenant que, par référence, les articles qui traitent plus particulièrement du commerce exercé par ceux-ci et ceux-là les y reportent. Si nous comparons l'article 18 et l'article 3 auquel il se réfère, nous trouvons dans celui-là une obligation supplémentaire dont les industriels n'ont pas à connaître. L'industriel pouvait ranger à côté des substances A d'autres substances, pourvu qu'elles ne fussent pas destinées à l'alimentation de l'homme ou des animaux. Cette facilité est refusée formellement aux *vétérinaires qui, dans l' « armoire aux poisons », ne devront placer que les substances des tableaux A et B.*

Les vétérinaires qui avaient l'habitude de ranger dans le même endroit tous leurs médicaments, toxiques ou non, très souvent avec des caoutchoucs, des drains, des instruments de chirurgie, devront donc la perdre sous peine de contravention et de poursuites.

Même les toxiques du tableau C ne devront pas voisiner avec ceux des autres tableaux.

Nous ne saurions trop recommander aux vétérinaires de faire régner l'ordre le plus parfait dans l' « armoire aux poisons ». Ils y rangeront, à côté des sels d'alcaloïdes en nature, les solutions qu'ils en auront faites ou les ampoules préparées à l'avance, le tout bien étiqueté dans les conditions que nous examinerons plus loin. « Un oubli, un manque d'ordre, une négligence même vénielle seraient considérés comme délits. » (Bogelot et Toraude.)

Substances C :

Art. 41 (1er §).

Quiconque détient, en vue de la vente, des substances inscrites au tableau C, est tenu de les placer dans ses magasins de manière qu'elles soient séparées des substances non dangereuses, et notamment des produits destinés à l'alimentation de l'homme ou des animaux...

On voit tout de suite la différence notable qu'il y a dans les conditions de détention entre les substances C et les autres, A et B. Il ne s'agit plus, pour les substances C, d'armoire spéciale; un simple rayon leur suffit. Elles pourront voisiner avec d'autres substances, à condition toutefois que celles-ci ne soient pas destinées à l'alimentation de l'homme ou des animaux.

On a pu tourner en dérision le législateur qui a édicté les précautions à prendre, mais nous pensons très haut qu'il a bien fait. Il veut de l'ordre et de la propreté; il s'oppose à ce que sulfate de soude, crésyl, liqueur de Villate, teinture d'iode, sel de nitre, se trouvent placés dans une armoire fermant mal et mal entretenue, sur un même rayon, tandis qu'en dessous ou tout à côté se trouvent de la farine d'orge ou des tourteaux.

Les vétérinaires seront les premiers à recueillir les bénéfices de la discipline que la nouvelle réglementation entend leur imposer et qui n'a, au surplus, rien d'excessif ou d'outrancier; ils ne doivent donc pas s'en formaliser.

*
* *

DE L'ÉTIQUETAGE DES SUBSTANCES VÉNÉNEUSES

Qu'elles soient en place dans l'armoire aux poisons (substances A et B) ou dans un endroit spécial (substances C), ou qu'elles circulent, les substances vénéneuses doivent être étiquetées selon les prescriptions inscrites aux articles 25 (premier paragraphe), 23 (§§ 1, 2, 5), 4, 36 (premier paragraphe), 41 (§ 2) et 43 (§ 3).

Art. 25 (1er §)

Les vétérinaires autorisés à délivrer des médicaments dans les conditions prévues à l'article 17 sont assujettis aux obligations imposées aux pharmaciens par les premier et troisième paragraphes de l'article 22 et par les premier, deuxième et cinquième paragraphes de l'article 23. Ils doivent, en outre, mentionner sur leur registre le nom et l'adresse du client auquel la vente est faite...

Nous laisserons de côté pour l'instant les premier et troisième paragraphes de l'article 22 auxquels fait allusion le premier paragraphe de l'article 25, car ils visent l'inscription de l'ordonnance sur un registre spécial, point que nous examinerons plus loin, pour nous en tenir uniquement à l'étiquetage. Celui-ci est visé par l'article 23 applicable aux vétérinaires dans les paragraphes 1, 2 et 5, et qui rappelle par certaines de ses dispositions l'article 4 qu'il est bon de citer avant lui.

Art. 4

Il est interdit de détenir en vue de la vente, de vendre, de livrer, d'expédier ou de faire circuler ces substances autrement que renfermées dans des enveloppes ou récipients portant inscrit le nom desdites substances, tel qu'il figure dans le tableau annexé au présent décret.

Cette inscription doit être faite en caractères noirs très apparents sur une étiquette rouge orangé, fixée de telle sorte qu'elle ne puisse être involontairement détachée.

L'inscription ci-dessus visée doit être accompagnée de la mention « Poison » sur une bande de même couleur faisant le tour de l'enveloppe ou du récipient.

Les fûts, vases ou autres récipients, ainsi que les enveloppes ayant servi à contenir ces substances, ne doivent en aucun cas être employés à recevoir des produits destinés à l'alimentation de l'homme ou des animaux.

Art. 23 (§§ 1, 2 et 5)

Les pharmaciens doivent apposer sur tout récipient contenant un médicament délivré par eux une étiquette indiquant, avec leur nom et leur adresse, le numéro d'ordre sous lequel la prescription est inscrite sur leur registre.

Cette étiquette est de couleur rouge orangé, quand il s'agit des substances du tableau A délivrées en nature ou de préparations contenant lesdites substances et destinées soit à l'usage externe, soit à être employées en injections...

Lorsqu'il s'agit de médicaments destinés à la médecine vété-

rinaire, l'étiquette rouge orangé doit porter la mention « Médicament vétérinaire. — Poison ».

Ces deux articles sont d'une très grande netteté, et les paragraphes cités du second ne font que répéter, en demandant plus de précautions encore, les exigences du premier.

Par l'expression : *tout récipient*, il faut comprendre : boîte, flacon ou paquet, conditionnement sous verre, sous carton ou sous papier.

L'étiquette devra porter le nom de la substance *tel qu'il figure au tableau*. Ainsi on devra dire : bichlorure de mercure et non chlorure mercurique; *a fortiori*, un nom de fantaisie est-il interdit.

L'article 4, dans son second paragraphe, stipule que l'étiquette sera fixée de telle sorte qu'elle ne pourra être détachée involontairement. Le vétérinaire devra soigneusement veiller sur l'étiquetage des flacons qui renferment des toxiques pour éviter la moindre erreur de son chef, d'une part, les poursuites en cas de négligence, d'autre part.

Le commerce des substances du tableau B demande un étiquetage identique à celui des substances du tableau A avec, toutefois, une obligation supplémentaire :

Art. 36 (1ᵉʳ §)

Ces substances (tableau B) *ne peuvent circuler, être importées ou exportées que si les enveloppes ou récipients qui les renferment portent, en outre des inscriptions prescrites à l'article 4, l'indication de la quantité desdites substances ainsi que les noms et adresses de l'expéditeur et du destinataire.*

Tandis que dans le cas des substances A, l'étiquette doit porter le nom et l'adresse de celui qui délivre, pharmacien ou vétérinaire, dans le second, alors qu'il s'agit des stupéfiants, elle doit mentionner, en outre, le nom et l'adresse du destinataire, c'est-à-dire du client.

La nécessité pour le vendeur d'un médicament toxique d'apposer une étiquette conformément aux prescriptions ci-dessus offre une exception lorsqu'il s'agit d'une *spécialité*. Présentée sous le conditionnement du pharmacien qui la prépare, elle a comme un pavillon qui couvre la marchandise et, dans ces conditions, le vétérinaire qui la vend à son client est dispensé d'appliquer l'étiquette prévue au paragraphe 1 de l'article 23.

L'étiquetage des substances du tableau C est prévu, pour la *détention*, par le paragraphe 2 de l'article 41 et, pour la *vente*, par le paragraphe 3 de l'article 43.

Art. 41 (§ 2)

Lesdites substances (tableau C) doivent être renfermées dans des récipients ou enveloppes portant une inscription indiquant le nom de la substance, tel qu'il figure au tableau annexé, et entourés d'une bande de couleur verte avec le mot « Dangereux » inscrit en caractères très apparents.

Art. 43 (§ 3).

Lorsque les pharmaciens ou les vétérinaires délivrent lesdites substances pour la médecine vétérinaire soit en nature, soit sous forme de préparations, ils doivent apposer sur les enveloppes une étiquette de couleur verte portant l'inscription « Médicament vétérinaire. — Dangereux ».

L'étiquette principale peut être blanche et, seule, la contre-étiquette doit être verte. Nous estimons qu'il est prudent d'avoir également l'étiquette principale de couleur verte; dans ce cas, elle portera elle-même la mention additionnelle « *Dangereux* » ou « *Médicament vétérinaire. — Dangereux* ».

Nous résumerons ce qui concerne l'étiquetage des médicaments de la façon suivante :

1° Les médicaments ne renfermant aucun des toxiques inscrits aux tableaux A, B, C, porteront une simple étiquette *blanche;*

2° Ceux qui contiendront des substances des tableaux A et B auront une étiquette *rouge;*

3° Ceux qui contiendront des substances du tableau C, une étiquette *verte.*

Nous terminerons l'étude de l'étiquetage en recommandant aux vétérinaires de loger tous les produits dans des flacons en verre ou tout au moins, pour certains d'entre eux, dans des boîtes en fer-blanc, quels qu'ils soient d'ailleurs, toxiques ou non. Les sacs de papier sont à rejeter; ils se percent facilement, on perd du produit et l'armoire est vite sale.

LA DÉLIVRANCE DES TOXIQUES POUR LA THÉRAPEUTIQUE DES ANI-
MAUX NE PEUT ÊTRE FAITE PAR LE PHARMACIEN QUE SUR
PRESCRIPTION DU VÉTÉRINAIRE.

L'article 19, dans son premier paragraphe :

Art. 19 (1er §).

Les pharmaciens ne peuvent délivrer lesdites substances (Tableau A) pour l'usage de... la médecine vétérinaire, que sur la prescription... d'un vétérinaire.

stipule donc d'une manière très nette que le pharmacien ne pourra délivrer les substances du tableau A, pour l'usage de la médecine vétérinaire, que sur le vu d'une prescription d'un vétérinaire.

Il en est de même pour les substances du tableau B, en vertu de l'article 30 qui indique que « les articles qui précèdent — donc, parmi eux, l'article 19 — sont applicables aux substances du tableau B en tant qu'aucune prescription contraire ne soit formulée » ; en l'espèce, il n'en est pas.

Mais, pour ce qui concerne les substances du tableau C, on doit se demander si l'article 19 leur est applicable. Si nous consultons le texte, nous voyons que, dans le titre III relatif aux substances classées dans le tableau C, il n'est nullement question de l'obligation d'une ordonnance pour la délivrance de ces substances dans un but thérapeutique. L'article 42 dit, en effet, dans son premier paragraphe :

Art. 42 (1er §).

Lesdites substances (Tableau C) ne peuvent être délivrées pour l'usage de la médecine humaine ou vétérinaire que dans les conditions prescrites aux articles 16 et 17.

De ce que cet article ne fait pas allusion à l'article 19, Bogelot et Toraude en concluent « que le législateur reconnaît aux pharmaciens, implicitement du moins, le droit de délivrer sans ordonnance des substances du tableau C ».

L'omission de la nécessité d'une ordonnance pour la délivrance des substances du tableau C a certes été voulue par le législateur qui aurait trouvé excessif que pour obtenir, par exemple, de la teinture d'iode ou du formol, il fût indispensable de se munir, au préalable, d'une ordonnance.

Il est bien évident qu'à la faveur de cette omission, n'importe qui pourra se procurer n'importe quel toxique de la liste C. Il ne pourra, évidemment, le faire que chez un pharmacien, mais ce n'est pas là un obstacle.

L'empirique, de cette façon, pourra donc se faire délivrer par un pharmacien — car ce ne sera pas certes à un vétérinaire qu'il s'adressera — toutes les substances du tableau C qu'il désirera posséder et en quelque quantité que ce soit, puisque le texte ne fait aucune allusion à une limitation des quantités à délivrer.

D'ailleurs, la lettre du Ministre, en réponse à une question écrite posée au nom des hongreurs et des maréchaux, reconnaît très nettement ce droit :

« Mais les restrictions formulées ne sont absolues qu'en ce qui concerne les remèdes toxiques classés dans les tableaux A et B, avec cette circonstance que ces substances peuvent être remplacées le plus souvent dans la thérapeutique des animaux par d'autres, moins actives, comprises dans le tableau C ou non visées par le décret.

« Or, les substances énumérées dans le tableau C, dont beaucoup sont utilisées par la médecine vétérinaire (extrait de Saturne, acides, ammoniaque, chloral, composés organiques, arsenicaux, crésylol, formol, teinture d'iode, liqueur de van Swieten, liqueur de Villate, phénol, calomel, scille, etc.), peuvent être obtenues sans ordonnance. *Le décret interdit, toutefois, de détenir ces substances en vue de la vente*, celle-ci ne pouvant être faite que par un pharmacien.

« Il est à remarquer, en outre, que les interdictions visant les substances toxiques ne sont pas absolues, puisque les préparations les renfermant à des doses réduites pourront échapper à la réglementation.

« En fait, les dispositions du décret permettent donc à toute personne de se procurer directement tous les médicaments nécessaires au traitement des animaux ; elles n'excluent que des substances très actives dont l'emploi, en l'absence de connaissances précises sur leur pharmacologie, ne peut que présenter les plus graves inconvénients. »

On peut se demander comment on peut concilier les termes de cette lettre avec l'article 42, qui dit que les articles 16 et 17 s'appliquent aux substances du tableau C, et avec l'arrêt de la Cour de cassation du 2 février 1912, auquel nous avons fait allusion plus haut.

A notre avis, rien n'est plus simple. L'arrêt de la Cour permet la détention, mais interdit la vente ; il en est de même, dit la lettre ci-dessus du Ministre, du décret. Il faudra donc que l'empirique qui, sans ordonnance, aura pu se procurer tous les médicaments du tableau C, chez un pharmacien, fasse lui-même, *dans tous les cas*, l'application du médicament qu'il a chez lui en réserve, qu'il y ait ou non un pharmacien dans la commune où il opère. Il lui est interdit, même si son client habite une agglomération dépourvue de pharmacien, de lui céder, de la main à la main, l'administration en étant réservée au client lui-même, un médicament quelconque du tableau C. L'empirique peut acheter celui-ci; il peut le détenir, mais il ne peut pas le vendre directement dans les conditions où cela est cependant possible pour le vétérinaire.

Il peut apparaître que dans la possibilité qu'a l'empirique d'avoir des toxiques du tableau C, il y ait comme une fissure dans l'édifice de la nouvelle réglementation, mais en même temps il semble difficile que l'on ait pu disposer autrement sans choquer le bon sens. Toutefois, si des abus sont à craindre, le législateur est-il entièrement désarmé pour les réprimer?

L'article 19 du décret nous rappelle l'article 32 de la loi de germinal : « Les pharmaciens ne pourront livrer et débiter de préparations médicinales que d'après la prescription... »; et cet article 32 n'est nullement abrogé. Il joue toujours et il joue contre le pharmacien qui croirait devoir s'en passer, *à propos de tous les médicaments quels qu'ils soient*. Il apparaît excessif, quand il s'agit des médicaments non toxiques, mais il reste d'une grande sagesse lorsque les substances vénéneuses sont en cause.

Il constitue donc une menace contre le pharmacien trop complaisant qui se prêterait, sans ordonnance, avec largesse, à la délivrance des substances vénéneuses du tableau C.

Mais cette menace ne nous paraît valable que pour la médecine humaine, car il ne faut pas oublier que la loi de Germinal ignore les vétérinaires et, dans ces conditions, on peut se demander jusqu'à quel point on est fondé à invoquer son article 32 pour combattre des abus qui porteraient sur des médicaments vétérinaires.

Quoi qu'il en soit de l'interprétation que l'on peut donner de l'article 42, on peut dire que le décret vient aider les vétérinaires dans leur lutte contre l'empirisme, puisqu'il interdit à quiconque n'est pas vétérinaire d'ordonner, d'administrer ou de délivrer des substances vénéneuses des tableaux A et B dans un but thérapeutique, et le pharmacien qui délivrerait de l'acide arsénieux, du sublimé corrosif, du chloroforme, du laudanum, de la poudre de noix vomique, pour ne citer que ces exemples, à des fins vétérinaires, sans une prescription de l'homme de l'art, serait poursuivi.

Les vétérinaires ont aujourd'hui entre les mains une arme qu'ils ne possédaient pas autrefois. A eux appartient désormais le devoir de signaler et de poursuivre les empiriques qui outrepasseraient leurs droits.

Bogelot et Toraude soulèvent, à propos de l'article 19, un point intéressant qui est le suivant :

Si une sage-femme ou un dentiste, agissant dans les limites qui leur seront données, se trouvaient en présence d'un cas urgent dans une localité où il n'y aurait ni pharmacien, ni médecin, et que la substance toxique dont ils auraient besoin « pût exister chez le vétérinaire, nous pensons, disent-ils, que dans ce cas, très exceptionnel, vu l'urgence et pour des raisons d'humanité, le vétérinaire pourrait exécuter l'ordonnance. Nous estimons que ce cas est plus théorique que pratique et ne se présentera peut-être jamais. Toujours est-il que le vétérinaire devrait s'assurer du réel caractère d'urgence avant de sortir des limites de la loi. »

*
* *

RÉDACTION DE LA PRESCRIPTION

Art. 20

L'auteur de la prescription est tenu, sous les sanctions prévues par la loi du 19 juillet 1845, de la dater, de la signer et de mentionner lisiblement son nom et son adresse, d'énoncer en toutes lettres les doses des substances vénéneuses prescrites et d'indiquer le mode d'administration du médicament.

Cet article reproduit presque textuellement la deuxième phrase de l'article 5 de l'ordonnance de 1846 aujourd'hui abrogée : « Cette prescription doit être signée, datée et énoncer en toutes lettres la dose desdites substances, ainsi que le mode d'administration » ; mais il y ajoute des sanctions plus rigoureuses, celles de la loi du 12 juillet 1916.

La dose sera indiquée en toutes lettres. — Sous l'ancienne législation, l'autorité était désarmée pour poursuivre l'auteur d'ordonnances irrégulières, et seul le pharmacien était poursuivi, ce qui était une iniquité. Aujourd'hui, il n'en sera plus ainsi, et *le vétérinaire qui ne formulera pas en toutes lettres la dose des toxiques entrant dans la prescription, qui* *n'indiquera pas le mode d'administration, commettra un délit qui l'exposera à des poursuites.*

Le pharmacien devra se refuser à exécuter une ordonnance vétérinaire qui ne serait pas rédigée en conformité des prescriptions de l'article 20.

L'obligation d'utiliser les lettres pour indiquer les doses des toxiques est une chose bonne en soi ; elle permet ainsi d'éviter toute interprétation fâcheuse du mauvais emploi des chiffres résultant surtout d'une méconnaissance inconsciente de la notation décimale. C'est ainsi que *0,002 milligrammes* signifie en réalité *2 millièmes de milligramme*, alors que l'auteur de la prescription a entendu écrire, ce n'est pas douteux, *2 milligrammes.*

Quelles quantités peuvent être prescrites? — Le paragraphe 1 de l'article 19 étant d'ordre général ne fixe pas les quantités qui pourront être prescrites et, au premier abord, il semblerait qu'on pût l'appliquer aussi bien au gros et au demi-gros qu'au détail, à la *commande* aussi bien qu'à *l'ordonnance.*

Nous penchons à croire qu'il ne vise pas que l'ordonnance et qu'il esf également d'application pour constituer les petites réserves de médicaments que l'on trouve toujours dans les établissements possédant une cavalerie importante.

Cette question des réserves pharmaceutiques, indispensables partout où il a un grand nombre d'animaux à soigner, n'est pas agitée spécialement par le décret, mais peut-on admettre qu'elle y soit implicitement comprise? Quand, ainsi que nous le verrons, l'article 46 fait allusion, à propos de la visite du pharmacien-inspecteur, « *à tous les lieux où sont... entreposés des produits médicamenteux* », faut-il y comprendre les dépôts de médicaments dont nous venons de parler? Les maisons qui, ayant une importante cavalerie, désirent posséder une réserve pharmaceutique, devront le déclarer conformément à l'article 2, en spécifiant pour quel objet. La loi est formelle et le décret qui en est l'émanation ne veut aucune fissure par où puissent s'échapper des substances vénéneuses des tableaux A et B.

Si donc ces substances ont à prendre place dans la réserve pharmaceutique nécessaire au traitement des maladies sévissant sur les unités d'une importante cavalerie, elles devront être rangées dans une armoire à part, selon les prescriptions de l'article 10, dont seul le vétérinaire traitant aura la clef.

Quant aux substances du tableau C, il nous paraît possible

d'en constituer un petit dépôt sur commande signée du vétérinaire de l'établissement, sous réserve de l'observation des articles 41 et 43.

Il serait bien que ce dépôt fût placé sous la surveillanse d'une
personne de confiance dont la responsabilité serait elle-même
dégagée par celle du directeur toujours en premier lieu responsable en cas d'inobservation des règlements.

Il ne faudrait pas également trouver dans le paragraphe 1 de
l'article 19 une possibilité pour le vétérinaire de rendre service
à l'empirique désireux de se procurer des substances vénéneuses
pour le traitement des animaux confiés à ses soins. Le vétérinaire ne peut délivrer une ordonnance autrement que pour
l'utilisation immédiate. Il ne peut donc être admis à servir
d'intermédiaire en cédant des toxiques à un empirique, ou en
permettant à celui-ci de s'en procurer chez un pharmacien. Encore une fois, si cela était, il n'y aurait pas de contrôle possible.
En pareil cas, des poursuites seraient exercées simultanément
contre le vétérinaire et l'empirique.

*
* *

DU RENOUVELLEMENT DES ORDONNANCES

La question du renouvellement des ordonnances n'avait encore jamais être réglementée ; elle est traitée dans trois articles :
21, 38 et 39.

A la vérité, le renouvellement des ordonnances présente plus
d'intérêt pour les pharmaciens et les médecins que pour les vétérinaires. Ceux-ci ne sont d'ailleurs pas nommément cités dans
les articles qui en traitent.

La thérapeutique des maladies chroniques, la seule à laquelle
puisse s'appliquer le renouvellement des ordonnances, n'existe
pour ainsi dire pas en médecine vétérinaire. Un sentiment
affectif bien rare peut engager un propriétaire à faire soigner
pendant longtemps un animal, chien le plus souvent, auquel il
tient, mais c'est là un fait très exceptionnel; la thérapeutique
vétérinaire est, en effet, le plus souvent, occasionnelle. Nous
ajouterons que lorsque le décret fixe des doses au delà des-
quelles le renouvellement ne peut être autorisé, c'est toujours
des doses pour l'homme qu'il s'agit. Si le législateur avait pensé
que la question du renouvellement pût intéresser très directement les vétérinaires, il aurait été conduit à envisager, pour
chaque espèce animale, l'établissement de la dose maxima pour

vingt-quatre heures des substances des tableaux A et B ; c'eût
été là un travail fort difficile à mener à bien et, nous pouvons
l'avouer, aussi inutile que souvent ridicule.

L'article 21, malgré ces réserves de fond, est néanmoins applicable aux vétérinaires, puisque la question du renouvellement
qu'il traite est soulevée dans le paragraphe 3 de l'article 22 dont
les obligations leur sont imposées par le paragraphe 1 de l'article 25.

Art. 21

*Les pharmaciens peuvent renouveler l'exécution des ordon-
nances prescrivant des substances du tableau A, sous les réserves indiquées ci-après :*

*Ne peut être renouvelée, ni par le pharmacien qui y a pro-
cédé pour la première fois, ni par tout autre pharmacien,
l'exécution des ordonnances sur lesquelles l'auteur de la prescription a mentionné l'interdiction du renouvellement.*

*Ne peuvent être exécutées à nouveau, à moins d'indication
contraire de l'auteur de la prescription :*

*1° Les ordonnances prescrivant lesdites substances, soit en
nature, soit sous forme de solutions destinées à des injections
sous-cutanées ;*

*2° Les ordonnances prescrivant, sous forme de préparations
destinées à être absorbées par la voie stomacale et quelle qu'en
soit la dose, les cyanures de mercure ou de potassium, l'aconitine ou ses sels, la digitaline, la strophantine, la vératrine ou
ses sels :*

*3° Les ordonnances prescrivant, sous forme de préparations
destinées à être absorbées par la voie stomacale, et à une dose
supérieure à celle indiquée dans le Codex comme maximum
pour vingt-quatre heures, des substances du tableau A autres
que celles désignées au précédent paragraphe.*

*Toutefois, les pharmaciens peuvent renouveler les ordon-
nances ne portant pas de mention spéciale et prescrivant en nature, mais à dose n'excédant pas 5 grammes, le laudanum ou la
teinture de noix vomique.*

Art. 38

*Il est interdit aux pharmaciens de renouveler aucune ordon-
nance prescrivant des substances du tableau B, soit en nature,
soit sous forme de solutions destinées à des injections sous-
cutanées.*

La même interdiction s'applique aux ordonnances prescrivant des poudres composées à base de cocaïne ou de ses sels et de ses dérivés et renfermant ces substances dans une proportion égale ou supérieure au centième, ainsi qu'aux ordonnances prescrivant des préparations destinées à être absorbées par la voie stomacale et contenant, à une dose quelconque, des substances du tableau B.

Par dérogation à cette dernière disposition, peuvent être renouvelées les ordonnances prescrivant des préparations destinées à être absorbées par la voie stomacale et ne contenant pas plus de 12 centigrammes d'extrait d'opium, ni plus de 3 centigrammes de chlorhydrates de morphine, de diacétyl-morphine ou de cocaïne.

Ici, pour ce dernier article, il semble que c'est plutôt le non-renouvellement qui soit la règle, et le renouvellement l'exception ; mais, encore une fois, nous tenons à faire remarquer que toutes les prescriptions énoncées dans cet article visent uniquement l'homme et en aucun cas les animaux, même si, en raison de leur taille et de leur espèce, on pouvait leur administrer les doses habituellement réservées à l'homme.

Art. 39

Il est interdit aux médecins de rédiger et aux pharmaciens d'exécuter des ordonnances prescrivant, pour une période supérieure à sept jours, les substances du tableau B, lorsque la composition des préparations prescrites correspond aux conditions d'interdiction édictées par l'article précédent.

Cet article, pas plus que les deux précédents, ne parlent du vétérinaire. Le pharmacien pourra donc exécuter une ordonnance de ce dernier pour une durée de plus de sept jours ; le cas sera plutôt rare ; mais, à défaut d'exemple à citer, c'est du moins la réponse théorique que l'on peut donner au texte.

*
* *

LES REGISTRES DE COMPTABILITÉ

Le législateur a voulu, pour les substances toxiques, une comptabilité rigoureusement tenue, de façon que l'inspecteur, par un examen rapide, puisse se rendre compte des entrées et des sorties et faire la balance avec ce qui reste chez le commerçant, disons ici chez le vétérinaire.

Le droit commun est formulé en la matière par l'article 6 ; c'est donc cet article qu'il y a lieu d'invoquer, ainsi que le paragraphe premier de l'article 22.

En effet, l'article 25, dans son premier paragraphe que nous avons cité antérieurement mais qu'il est bon de rappeler :

Art. 25

Les vétérinaires autorisés à délivrer des médicaments dans les conditions prévues à l'article 17 sont assujettis aux obligations imposées aux pharmaciens par les premier et troisième paragraphes de l'article 22 et par les premier, deuxième et cinquième paragraphes de l'article 23. Ils doivent, en outre, mentionner sur le registre le nom et l'adresse du client auquel la vente est faite,

impose aux vétérinaires les obligations relatives au registre d'ordonnances et qui sont les mêmes que celles auxquelles sont assujettis les pharmaciens ; il renvoie notamment au paragraphe premier de l'article 22 qui, à son tour, rappelle l'article 6 dont les clauses doivent être observées ; c'est donc par l'énoncé de celui-ci que nous commencerons.

Art. 6

Toute vente desdites substances (Tableau A) doit être inscrite sur un registre spécial, coté et paraphé par le maire ou le commissaire de police. Les inscriptions sur ce registre sont faites de suite, sans aucun blanc, rature, ni surcharge, au moment même de la livraison ou de l'expédition ; elles indiquent le nom et la quantité des substances vendues, la date de la vente, ainsi que les nom, profession et adresse de l'acheteur.

A chacune des ventes est attribué un numéro d'ordre qui peut s'appliquer à tous les produits compris dans une même livraison. Ce numéro est inscrit, ainsi que le nom et l'adresse du vendeur, sur l'étiquette apposée conformément aux dispositions des deux premiers paragraphes de l'article 4.

Le registre sur lequel sont faites ces inscriptions doit être conservé pendant dix ans, pour être représenté à toute réquisition de l'autorité compétente.

Art. 22 (§§ 1 et 3).

Les pharmaciens doivent inscrire les ordonnances prescrivant lesdites substances sur un registre spécial de vente tenu dans les conditions fixées par l'article 6 du présent décret. Ils sont soumis aux mêmes obligations en ce qui concerne les livraisons de médicaments qu'ils sont autorisés à faire dans les conditions prévues aux articles 27 et 28.

. . . .

Les renouvellements d'une même ordonnance doivent être mentionnés sur le registre, le jour de chaque renouvellement, sous un nouveau numéro d'ordre. Cette inscription peut consister en la seule indication du numéro sous lequel l'ordonnance a été primitivement inscrite.

L'obligation d'inscrire les ventes sur un registre n'est pas une nouveauté pour les pharmaciens, mais elle en est une pour les vétérinaires.

L'article 6 ne parle que des ventes, ce qui veut dire que *toute substance vénéneuse du tableau A sortant de chez le vétérinaire, dans quelque condition que ce soit, doit laisser une trace sur le registre.*

Le vétérinaire procède-t-il à une injection hypodermique d'un sel d'alcaloïde, soit à son domicile, soit à celui du client, ladite injection, qui ne comporte pas d'ordonnance, devra néanmoins être inscrite sur le registre dans les conditions stipulées au paragraphe premier de l'article 6.

L'ordonnance qu'il remet à son client à l'appui du médicament toxique qu'il délivre, conformément au paragraphe 2 de l'article 25, sera également portée sur le registre, en application du paragraphe premier de l'article 22. Nous reviendrons un peu plus loin sur ce point particulier.

Le vétérinaire n'a pas évidemment à transcrire sur le registre les ordonnances qu'il rédige et qui seront exécutées par un pharmacien ; c'est l'affaire de celui-ci, car cette fois les médicaments toxiques sortent de chez le pharmacien et non pas de chez le vétérinaire dont le rôle, ici, s'est borné à rédiger la prescription.

Le législateur veut savoir où va le toxique et d'où il vient. — La comptabilité des toxiques exigée par les articles que nous examinons en ce moment n'est pas anonyme. Le législateur veut savoir où va le toxique et d'où il vient. Aussi, réclame-t-il, dans le paragraphe premier de l'article 6, l'inscription du nom et de l'adresse de l'acheteur sur le registre, et dans le paragraphe 2 du même article le nom et l'adresse du vendeur, ici, du vétérinaire, sur l'étiquette apposée sur le produit, conformément aux deux premiers paragraphes de l'article 4.

Nous nous permettons d'insister près des vétérinaires pour que leur registre soit parfaitement tenu. C'est une pièce comptable de première importance que l'inspecteur des pharmacies, lors de sa visite, se fera présenter après le récépissé de déclaration.

Il faut un registre spécial pour les substances du tableau B. — Nous avons parlé, en commençant, *des registres* de comptabilité; c'est qu'en effet, un seul registre n'est pas suffisant, et la loi exige un second registre pour les stupéfiants, conformément à l'article 32[1].

Art. 32 (§§ 1, 2, 3 et 4).

Tout achat ou toute cession, même à titre gratuit, desdites substances, doit être inscrit sur un registre spécial aux substances du tableau B, coté et paraphé par le maire ou le commissaire de police. L'autorité qui vise ce registre spécial doit se faire représenter le récépissé de la déclaration faite par l'intéressé. Elle mentionne, sur la première page dudit registre, la date à laquelle cette déclaration a été effectuée.

Les inscriptions sur le registre sont faites sans aucun blanc, rature ni surcharge, au moment même de l'achat ou de la réception, de la vente ou de la livraison. Elles indiquent le nom desdites substances, tel qu'il figure au tableau B, leur quantité, les nom, profession et adresse soit de l'acheteur, soit du vendeur, ainsi que le numéro donné par ce dernier au produit livré.

A chacune des opérations est attribué un numéro d'ordre qui peut s'appliquer à tous les produits compris dans une réception ou livraison.

Les dispositions du présent article sont imposées à quiconque est autorisé à acheter ou à vendre lesdites substances dans les conditions fixées à l'article précédent, notamment... aux vétérinaires...

Le premier paragraphe de cet article comporte plusieurs prescriptions intéressantes.

La mention *même à titre gratuit* s'applique au cas où le vétérinaire aurait à soigner ses propres animaux. Cette circonstance ne doit donc pas lui faire oublier que la comptabilité des substances du tableau B doit être rigoureusement tenue.

Le même paragraphe fait allusion à la *déclaration spéciale*

---

[1] Nous recommandons fortement le registre de M. Toraude. Il est précédé d'un avant-propos dans lequel est expliquée très clairement la manière de s'en servir. (*Note de l'auteur.*)

relative aux substances du tableau B que nous avons déjà soulignée quand nous avons parlé de la déclaration.

Les deuxième et troisième paragraphes reproduisent en quelque sorte les paragraphes correspondants de l'article 6 antérieurement examinés. Pas plus que ceux-ci, ils ne nécessitent d'explications particulières. Quant au dernier paragraphe :

ART. 32 (§ 5).

Toutefois, les pharmaciens sont autorisés, pour les ventes sur ordonnance, à n'inscrire que chaque mois, sur le registre spécial, le relevé totalisé des quantités desdites substances qui figurent, pour ledit mois, au registre de vente prévu par l'article 22 et sur lequel ils doivent alors inscrire le nom et l'adresse des personnes auxquelles ils ont délivré ces substances,

il est d'application limitée aux seuls pharmaciens. Les vétérinaires ne sont pas touchés par lui.

Le vétérinaire n'est donc pas autorisé, comme l'est le pharmacien, à totaliser les substances du tableau B comprises dans les ordonnances inscrites au registre mentionné à l'article 22, premier paragraphe, pour les reporter ainsi en bloc sur le registre spécial auxdites substances. Cette simplification d'écritures ne nuisant nullement au contrôle, n'est permise qu'aux pharmaciens. *Le vétérinaire devra toujours avoir son registre B à jour.*

Les ordonnances que le vétérinaire délivre à l'appui des toxiques du tableau B qui sortent de sa propre armoire à poisons doivent donc être inscrites en entier sur le registre spécial auxdits toxiques. Si une même formule comprend des substances des tableaux A et B, le vétérinaire, à notre avis, la transcrira intégralement sur le registre A et reportera sur le registre B les quantités de stupéfiants qui entrent dans ladite formule. Les numéros d'ordre de chaque registre devront se renvoyer l'un à l'autre pour la clarté de la comptabilité.

L'article 32 (§ 2) introduit dans le registre des substances B, par rapport à celui des substances A, une innovation : *alors que celui-ci ne réclame que l'inscription des ventes, celui-là exige l'inscription des achats et des ventes.* La balance des entrées, des sorties et de ce qui reste dans l'armoire aux poisons pourra donc être rapidement faite par l'inspecteur.

Les substances C doivent-elles être inscrites au

registre ? — C'est le second paragraphe de l'article 42 qui nous. fournira la réponse à cette question.

-Art. 42 (§ 2).

Elles ne seront délivrées que dans des récipients portant une étiquette mentionnant le nom et l'adresse du vendeur et indiquant le nom de la substance et sa composition ; cette dernière indication peut être remplacée par le numéro d'inscription au registre de vente.

On doit se demander de quel registre il s'agit ici. Nous ne pensons pas que le législateur ait voulu, pour les substances C, un registre spécial. Les choses apparaîtront déjà à nos confrères suffisamment compliquées pour ne pas les compliquer davantage.

Quelques-uns se demanderont même si, malgré la fin de la phrase du deuxième paragraphe de l'article 42, l'inscription des ventes de substances C est obligatoire pour les vétérinaires. Nous penchons vers l'affirmative, et nous trouvons pour le vétérinaire, dans cette inscription, un moyen de contrôle excellent pour l'étude de la marche de ses propres affaires et l'établissement des factures de ses honoraires. A notre avis, l'inscription des ventes de substances C n'exige pas de registre spécial, et elle pourra se faire sur le registre des substances A dans les mêmes conditions que celles-ci.

*
* *

Tout toxique cédé par le vétérinaire a son client doit être
accompagné d'une ordonnance

Dans l'étude que nous avons faite il y a un instant de la tenue des registres de comptabilité, nous avons fait allusion, en passant, au deuxième paragraphe de l'article 25, nous promettant d'y revenir. Il est, en effet, tout à fait nouveau et très important

Art. 25 (§ 2).

Lorsque les médicaments qu'ils prescrivent sont délivrés par eux-mêmes à leurs clients, ils doivent, en outre, leur remettre une ordonnance rédigée conformément aux dispositions de l'article 20.

Cet article s'applique impérativement aux substances des

tableaux A et B, facultativement, croyons-nous, à celles du tableau C.

Il signifie que, dès l'instant où le vétérinaire agit en pharmacien, il doit se comporter comme tel ; il est donc obligé à toutes les règles de la profession du pharmacien, notamment à celles qui visent l'inscription sur un registre. Le vétérinaire, comme vétérinaire, rédigera donc l'ordonnance conformément, ainsi qu'il est dit, aux dispositions de l'article 20, de façon qu'elle puisse ultérieurement être exécutée par un tiers, et, comme pharmacien, après l'avoir exécutée une première fois, il l'inscrira sur le registre convenable.

Le vétérinaire ne devra donc plus se contenter, comme il le faisait trop souvent autrefois, de prescriptions verbales relativement au médicament toxique qu'il donnait de la main à la main ; il y substituera une prescription écrite. Il ne doit pas voir là une complication. Le règlement qui se montre, en l'espèce, très sage, met la responsabilité du vétérinaire à l'abri, en donnant à la marchandise, le toxique qu'il délivre, un pavillon, la prescription écrite, qui la couvre tout à fait. Une disposition telle que celle qui est inscrite dans le paragraphe 2 de l'article 25 met également le vétérinaire en garde contre les complaisances qu'il serait tenté d'avoir parfois et auxquelles fait certainement allusion l'article 5.

ART. 5

Sont interdites la mise en vente et la vente, sous forme de tablettes, pastilles, pilules, comprimés et, d'une manière générale sous toutes formes usitées pour l'administration des médicaments desdites substances ou des préparations qui en contiennent, lorsque ces substances ou préparations sont destinées à d'autres usages que celui de la médecine.

La possibilité qu'a le vétérinaire de détenir les divers toxiques sous les formes visées dans le précédent article peut présenter, en effet, un danger, celui de l'entraîner à ne pouvoir, à ne vouloir refuser un service qui lui est demandé à des fins diverses. En telle occurrence, il ne faut cependant rien exagérer, car il n'est pas encore d'exemple d'accidents résultant de la facile diffusion d'un toxique par l'intermédiaire d'un vétérinaire, détenteur de ce dernier.

Pour éviter encore des complaisances peut-être, mais plus certainement pour ne pas que des substances toxiques « destinées à d'autres usages que la médecine » soient distribuées en assez grandes quantités en dehors d'un contrôle rigoureux, les articles 12 et 13 apportent une restriction fort compréhensible à l'exercice de la pharmacie des toxiques par les vétérinaires.

Art. 12

Les substances visées au présent titre ne peuvent être délivrées en nature lorsqu'elles sont destinées à la destruction des sauterelles, des rongeurs, des taupes et des bêtes. Elles doivent être mélangées à dix fois au moins leur poids de substances inertes et insolubles, puis additionnées d'une matière colorante intense, noire, verte ou bleue.

Par dérogation à l'article 2, la vente de ces mélanges est interdite à quiconque n'est pas pourvu du diplôme de pharmacien.

Art. 13

La vente de la picrotoxine, de la coque du Levant et de ses préparations est interdite pour tout autre usage que celui de la médecine.

En conséquence, la vente de ces produits est interdite à quiconque n'est pas pourvu du diplôme de pharmacien.

Le Conseil d'Etat ayant entendu considérer le vétérinaire avant tout comme un médecin, lui retire le maniement des toxiques toutes les fois que leur emploi peut ne pas avoir un but médical, et c'est bien le cas quand il s'agit de détruire des rongeurs ou des bêtes fauves, ou, ce qui est encore plus compréhensible, de rendre la pêche fructueuse avec l'aide de la coque du Levant.

Pour rester un peu dans le même ordre d'idées, citons ici l'article 11 qui se passe de commentaires :

Art. 11

La vente et l'emploi des composés arsenicaux solubles sont interdits pour la destruction des parasites nuisibles à l'agriculture, ainsi que pour la destruction des mouches.

La vente et l'emploi de produits contenant de l'arsenic, du plomb ou du mercure sont interdits pour le chaulage des grains, pour l'embaumement des cadavres, ainsi que pour la destruction des mauvaises herbes dans les allées des jardins, dans les cours et les terrains de sports

Nous conclurons donc des lignes qui précèdent immédiatement que le *vétérinaire autorisé à détenir et à vendre des substances vénéneuses, tout comme un pharmacien, ne doit strictement en disposer que pour répondre à des indications thérapeutiques visant les animaux. Tout emploi extra-médical desdites substances lui est formellement interdit.*

LA QUESTION DES « SPÉCIALITÉS »

Les *spécialités* qui ont envahi le marché de la pharmacie humaine deviennent également de plus en plus nombreuses dans la pharmacie vétérinaire, et l'article 26 entend en réglementer l'exploitation commerciale.

La spécialité affecte plusieurs aspects différents, selon qu'elle est ou non vendue par le vétérinaire, sous son nom, et encore quand elle est vendue sous le nom de ce dernier, il faut distinguer deux cas : celui où le vétérinaire est le propriétaire de la marque, le détenteur de la formule qui a servi à préparer la spécialité, et celui où il n'est pas le propriétaire.

Quel que soit le cas, c'est l'article 26 qui régit la matière.

ART. 26

Lorsque les médicaments destinés à la médecine humaine ou vétérinaire, et renfermant une ou plusieurs des substances visées au présent titre, sont préparés et divisés à l'avance en vue de la vente au public, les enveloppes et récipients qui renferment ces médicaments doivent être revêtus d'une étiquette indiquant le nom desdites substances, tel qu'il figure au tableau A, ainsi que la dose, en toutes lettres, de chacune de ces substances contenue dans 100 grammes de la préparation.

A l'exception des prescriptions de l'article 18, toutes les dispositions qui précèdent sont applicables au commerce desdites préparations.

Toutefois, lorsque le nom et l'adresse du pharmacien par qui la préparation a été faite se trouvent indiqués sur l'enveloppe ou récipient contenant ladite préparation, celui qui la délivre est dispensé d'y apposer l'étiquette prévue au premier paragraphe de l'article 23.

L'article 26 s'applique aux substances B, en vertu toujours de l'article 3o.

Le paragraphe 2 de l'article 26 signifie que les spécialités renfermant des toxiques des tableaux A et B ne sont pas tenues d'être rangées dans l'armoire aux poisons.

L'article 29 est également applicable aux spécialités.

Lorsque la spécialité contient des toxiques du tableau C, c'est l'article 43 qui nous dit comment elle doit être présentée ; l'étiquette verte prévue par le paragraphe 3 et dont nous avons parlé antérieurement, est imposée, en effet, par le paragraphe 4 de cet article.

Art. 43 (§ 4)

Ces dispositions sont applicables au commerce des médicaments préparés et divisés à l'avance en vue de la vente au public et renfermant des substances du tableau C.

L'article 42, dans son dernier paragraphe déjà cité

Art. 42 (§ 2)

Elles ne seront délivrées que dans des récipients portant une étiquette mentionnant le nom et l'adresse du vendeur et indiquant le nom de la substance ou sa composition : cette dernière indication peut être remplacée par le numéro d'inscription au registre de vente.

est très intéressant et *il s'applique aussi bien aux préparations courantes qu'aux spécialités.* Il signifie que le vétérinaire peut céder à son client des produits fabriqués par lui ou pour son compte, selon sa formule, par un pharmacien, sans qu'il soit dans l'obligation d'en donner la composition détaillée quand elle renferme des substances vénéneuses du tableau C. Un titre indiquant la nature du produit : pommade résolutive, lotion antigaleuse, etc., suffit.

* *

LE RÉGIME DES VÉTÉRINAIRES NON AUTORISÉS

Dans les pages qui précèdent, nous avons examiné les prescriptions que devaient suivre les *vétérinaires autorisés*, c'est-à-dire ceux qui, ayant fait la déclaration prévue par l'article 2, ont, en retour, reçu un récépissé leur tenant lieu *ipso facto* d'autorisation à exercer la pharmacie dans les conditions stipulées essentiellement par l'article 17.

Mais dans quelle situation se trouvera le vétérinaire qui n'aura pas fait de déclaration, vétérinaire *non autorisé*, et qui cependant sera mis dans l'obligation, par les nécessités de sa profession, de manier les toxiques ?

Il y est prévu par l'article 27 pour les substances du tableau A, et par l'article 40 pour celles du tableau B ; tous les deux pro-

cèdent du même esprit et il y a lieu de les examiner parallèle-
lement; l'article 40 peut être considéré comme une réplique du
premier auquel il se réfère par son texte (§ 1), avec, en plus,
quelques dispositions supplémentaires touchant à la nature des
substances qu'il vise.

Ces deux articles n'ont pas été bien compris de la plupart de
leurs commentateurs, et leur examen à parfois fait l'objet d'ap-
préciations erronées et déplacées.

Art. 27

*Les pharmaciens peuvent délivrer aux médecins et aux vété-
rinaires, sur leur demande écrite, datée et signée, les substances
visées au présent titre et destinées à être employées par eux, soit
dans les cas d'urgence, soit par des opérations, pansements ou
injections.*

*Ces médicaments doivent être employés par les praticiens eux-
mêmes; il leur est interdit de les céder à leurs clients, à titre
onéreux ou gratuit.*

*Ces substances ne peuvent être délivrées que sous la forme
pharmaceutique compatible avec leur emploi médical.*

*L'auteur de la demande doit indiquer lisiblement son nom et
son adresse et énoncer en toutes lettres les doses des substances
vénéneuses entrant dans les préparations.*

*Les prescriptions de l'article 23 sont applicables aux médi-
caments délivrés dans les conditions visées au présent article.*

Art. 40

*Les pharmaciens peuvent délivrer... aux vétérinaires... les
substances du tableau B nécessaires à l'exercice de leur profession, dans les conditions et sous les réserves fixées aux
articles 27 et 28.*

*Les pharmaciens ne peuvent délivrer ces substances qu'à des
praticiens domiciliés dans la commune ou dans les communes
contiguës, lorsque celles-ci sont dépourvues d'officine.*

*Il est interdit aux pharmaciens de délivrer à ces praticiens
aucune de ces substances en nature.*

*Les pharmaciens doivent conserver pendant trois ans, pour
être représentées à toute réquisition de l'autorité compétente, les
demandes émanant... des vétérinaires... et en adresser un relevé,
à la fin de chaque trimestre, au préfet de leur département.*

Ce qu'on pourrait reprocher à ces deux textes, c'est de n'avoir pas fait suivre le mot *vétérinaires* du qualificatif *non autorisés*, alors que l'article 25, d'une égale importance, définit les obligations auxquelles sont assujettis les *vétérinaires autorisés*. Le législateur a probablement pensé que le vétérinaire autorisé pourrait tomber quelquefois sous l'application des articles 27 et 40, notamment lorsque, éloigné de chez lui, et vu l'urgence, il est obligé de demander au pharmacien des médicaments qu'il n'avait ni sur lui, ni dans sa voiture. Quoi qu'il en soit, les précisions des articles 27 et 40 sont formelles : dans le cas particulier qui vient d'être signalé et dans lequel s'est placé le vétérinaire autorisé et dans tous les cas pour le vétérinaire non autorisé, les substances vénéneuses ne doivent pas être délivrées « en nature » (art. 40); elles ne doivent l'être « que sous la forme pharmaceutique compatible avec leur emploi médical » (art. 27).

Le pharmacien, par exemple, devra donner la solution du sel d'alcaloïde toute prête pour l'injection, et non le sel solide en laissant au praticien le soin de faire lui-même la solution.

Nous ferons également observer que l'article 40 exige que le vétérinaire soit connu du pharmacien; l'article 27 n'énonce pas, semblable obligation, mais en raison des circonstances dans lesquelles il jouera, — c'est le vétérinaire qui opère dans sa clientèle, — on voit tout de suite que le praticien sera toujours connu du pharmacien.

Le paragraphe 2 de l'article 40 s'éclaire du souci qu'a le législateur d'une rigoureuse comptabilité des stupéfiants. La loi veut éviter la délivrance, par une maison de gros, de fortes doses de stupéfiants à un praticien inconnu ou mal connu d'elle et dont celui-ci pourrait faire un usage qu'elle ignorera C'est donc à elle de s'assurer de la qualité des vétérinaires qui constituent sa clientèle, *à elle de savoir s'ils sont ou non autorisés.*

Non autorisé, le vétérinaire ne peut acheter les toxiques dont il a expressément besoin, que tout préparés pour l'usage et chez un pharmacien qui *pourra* le connaître (art. 27) et qui, en fait, le connaîtra toujours, mais qui *devra* le connaître, s'il s'agit de substances du tableau B (art. 40).

Autorisé, le vétérinaire peut acheter les toxiques du tableau B comme ceux du tableau A, en nature, et dans une maison de gros du chef-lieu ou de la capitale, c'est-à-dire chez un pharmacien qui n'est pas son voisin, mais qui *devra* s'assurer en le lui demandant directement, par le vu du récépissé de déclaration ou d'une photographie conforme, qu'il est bien autorisé.

Si nous avons tenu à marquer ces différences qui dérivent à leur tour d'une différence de situation entre le vétérinaire autorisé et le vétérinaire non autorisé, c'est parce qu'elles sont essentielles. Un dernier point et nous les comprendrons encore mieux.

Le paragraphe 2 de l'article 27 qui régit le droit commun et est contenu implicitement, dans l'article 40, stipule qu'il est interdit aux praticiens de céder à leurs clients, même à titre gratuit, les toxiques préparés pour l'usage et qu'ils ont administrés.

Sera donc passible de poursuites le vétérinaire non autorisé qui aura, par exemple, laissé chez son client le reliquat d'une solution d'ésérine, préparée quelques minutes auparavant par le pharmacien voisin, et dont il n'aura utilisé qu'une partie au cours de son intervention.

Le vétérinaire autorisé sera placé dans une toute autre situation : il pourra céder à son client, si celui-ci habite une commune où il n'est pas de pharmacien, avec prescription écrite à l'appui (2ᵉ § de l'article 25) des ampoules de sels d'alcaloïdes dont l'administration sera effectuée par le client lui-même.

Nous conclurons de cette argumentation en rappelant la nécessité pour tous les vétérinaires de faire la déclaration exigée par l'article 2. La loi admet qu'il puisse y avoir deux sortes de vétérinaires, les uns autorisés, les autres non autorisés ; la pratique montrera très vite, nous le pensons du moins, qu'il y a avantage pour tous les vétérinaires à être autorisés.

*
* *

LE DÉCRET, LES PHARMACIES DES ÉCOLES VÉTÉRINAIRES
ET LES PHARMACIES VÉTÉRINAIRES RÉGIMENTAIRES

Avant de passer à l'examen des articles du titre IV, il y a lieu de se demander si les formalités dont il vient d'être parlé sont applicables aux pharmacies des Écoles vétérinaires et aux pharmacies vétérinaires régimentaires.

Une question toute semblable s'est posée pour les hôpitaux et les établissements hospitaliers appartenant à ou relevant de l'Administration, et Bogelot et Toraude y ont répondu par l'affirmative. Pour eux, le décret est un bloc, établi dans l'intérêt général et qui s'applique à tous, même aux hôpitaux. « Ils ne font pas le commerce des médicaments, c'est entendu ; ils les délivrent gratuitement. Mais la délivrance gratuite n'est-elle pas prévue au décret ? »

Nous estimons, par analogie, que le décret avec toutes ses

formalités est applicable aux pharmacies des Ecoles vétérinaires et aux pharmacies vétérinaires régimentaires.

Il est facile aux pharmacies des Ecoles vétérinaires de suivre point par point toutes les prescriptions du décret ; leur organisation le leur permet.

Nous croyons de notre devoir d'insister près des pharmacies vétérinaires régimentaires pour que l'« armoire aux poisons » soit tenue irréprochablement et que les inscriptions aux registres soient à jour.

Les bons de commande devront être signés par le vétérinaire militaire chef du service et non par une autre autorité militaire qui n'a aucune qualité pour cela.

***

LE DÉCRET ET LES LABORATOIRES DE RECHERCHES SCIENTIFIQUES

C'est l'article 31 par son paragraphe 4 qui traite de cette matière.

Art. 31

Les importateurs et les producteurs indigènes des substances classées dans le tableau B, les chimistes, les industriels et les commissionnaires en marchandises qui veulent faire le commerce desdites substances, ou les transformer eu vue de la vente, doivent en faire une déclaration spéciale dans les conditions prévues à l'article 2.

Il est interdit à quiconque n'a pas fait cette déclaration spéciale d'importer, d'exporter, de détenir en vue de la vente, de délivrer, de vendre ou de transformer les substances inscrites au tableau B.

Il est également interdit à quiconque n'a pas fait cette déclaration d'acheter ou de se faire délivrer ces substances autrement que sur la prescription d'un médecin, d'un vétérinaire, d'un chirurgien-dentiste ou d'une sage-femme dans les conditions fixées au présent décret.

Toutefois, cette dernière interdiction n'est pas applicable aux laboratoires et établissements désignés, après avis du Conseil supérieur d'hygiène publique de France, par des arrêtés du Ministre de l'Intérieur qui détermineront, en même temps que les conditions dans lesquelles lesdites substances pourront être remises à ces laboratoires et établissements, les quantités maxima qu'ils seront autorisés à se faire livrer.

Les dérogations prévues par le dernier paragraphe de cet article ne « jouent pas de plein droit » comme le font remarquer Bogelot et Toraude, en faveur des laboratoires scientifiques quels qu'ils soient. Il faut une autorisation du Ministre de l'Intérieur qui fixera les conditions dans lesquelles les substances B pourront être livées et les quantités maxima dont les laboratoires pourront disposer, dit l'article 31. L'article 31 ne parle pas de renouvellement de l'autorisation; il semble que celle-ci pourra être donnée une fois pour toutes.

DISPOSITIONS GÉNÉRALES (titre IV).

Les articles du titre IV ont trait à la visite des officines et des dépôts de médicaments.

La visite dont parle l'article 45 :

ART. 45

Concurremment avec les inspecteurs chargés de procéder aux visites prescrites par les articles 29, 30 et 31 de la loi du 21 germinal an XI, modifiés par la loi du 25 juin 1908, les maires et les commissaires de police doivent veiller à l'exécution des dispositions qui précèdent

Ils ont qualité pour visiter, avec l'assistance de l'inspecteur institué par l'article 2 du décret du 5 août 1908, ou, en cas d'empêchement de celui-ci, avec le concours d'un pharmacien désigné par le préfet... les dépôts de médicaments tenus par... les vétérinaires, ainsi que d'une façon générale, conformément à la loi du 25 juin 1908... tous les lieux où sont fabriqués, entreposés ou mis en vente des produits médicamenteux...

a non seulement pour but de constater si toutes les prescriptions édictées par les articles précédents ont bien été suivies, *mais encore elle est faite pour s'assurer de la qualité des médicaments en application de la loi du 1er août 1905 sur la répression des fraudes.*

En effet, l'article ci-dessus rappelle la loi du 25 juin 1908 dont il est utile de citer l'article unique :

« Les dispositions des articles 29, 30 et 31 de la loi du 21 germinal an XI... sont abrogées et remplacées par les dispositions ci-après :

« Article 29. — *En vue d'assurer l'application des lois et réglements sur l'exercice de la pharmacie et sur la répression des fraudes en matière médicamenteuse...., il sera procédé, au* moins une fois l'an, à l'inspection... des dépôts de médicaments tenus par les vétérinaires... généralement de tous lieux où sont fabriqués, entreposés ou mis en vente des produits médicamenteux.

« ... Tous détenteurs de produits médicamenteux... seront tenus de présenter les drogues ou compositions qu'ils auront dans leurs magasins, officines, laboratoires et leurs dépendances.

« Article 3o. —... L'inspection... des dépôts de médicaments tenus par... les vétérinaires ne pourra être confiée qu'à des agents pourvus du diplôme de pharmacien. »

La visite de l'inspecteur a donc un double but : 1.º s'assurer si les dispositions du décret du 14 septembre 1916 sont bien observées ; 2º prélever des médicaments, *toxiques ou non*, pour constater leur pureté.

Cette visite est un acte de police visant le vétérinaire à deux titres : comme pharmacien et comme négociant. Comme pharmacien, il relève de la loi de germinal et de la loi de 1845 qui lui sont dorénavant applicables dans les limites tracées (décret du 14 septembre 1916). Comme négociant, il est touché par la loi de 1905 sur la répression des fraudes.

Les conséquences de la visite prévue par les lois sont très intéressantes pour les vétérinaires, car elles englobent tous les médicaments quels qu'ils soient, toxiques ou non.

Au regard des médicaments toxiques, c'est la loi de 1845, complétée par la loi du 12 juillet 1916, et c'est l'article 46, dont il va être question un peu plus loin, qui sont applicables En ce qui concerne les substances médicamenteuses non vénéneuses, c'est la loi du 1er août 1905 qui entre en jeu.

En admettant — ce qui apparaît comme théorique — qu'un vétérinaire fasse de la thérapeutique sans l'emploi d'aucune substance des tableaux A, B et C, il serait toujours visé par les lois du 1er août 1905 et du 25 juin 1908. Il ne saurait s'opposer à la visite faite dans le but de s'assurer si les médicaments qu'il détient sont purs.

Ce que l'article 45 ajoute aux lois antérieures en ce qui concerne cette visite, c'est que celle-ci peut être effectuée *concurremment* avec l'inspecteur ordinaire par les *maires* et les *commissaires de police* (§ 1). Toutefois, maires et commissaires de police devront toujours être accompagnés de l'inspecteur ou, à son défaut, d'un pharmacien antérieurement désigné à cet effet par le préfet. Dans cette disposition nouvelle, on retrouve

encore le souci du législateur de s'assurer, à la suite d'un ren-
seignement ou d'une dénonciation, par des mesures rapidement
prises, si les dispositions du règlement, en ce qui concerne les
substances vénéneuses, plus particulièrement celles du tableau B,
sont bien suivies; on en juge d'ailleurs par l'examen du paragraphe 1 de l'article 46 où ces substances sont rappelées.

Art 46

*L'autorité qui procède à l'inspection exige la production du
récépissé de la déclaration qui a dû être faite en exécution de
l'article 2 ou, s'il y a lieu, de l'article 31 du présent décret. Si
cette justification n'est pas apportée, les produits trouvés en
contravention sont saisis, et si, parmi eux, la présence d'une
ou plusieurs substances du tableau B est constatée, la fermeture de l'établissement est ordonnée par le préfet.*

*Si la déclaration est produite, l'autorité qui procède à la
visite s'assure que les registres prescrits sont régulièrement
tenus et que leurs énonciations concordent avec les quantités
existantes.*

*Dans le cas d'infraction pouvant entraîner l'application des
peines prévues à l'article premier de la loi du 19 juillet 1845,
modifiée et complétée par la loi du 12 juillet 1916, procès-
verbal est dressé des constatations et opérations effectuées. Ce
procès-verbal est transmis sans délai au procureur de la République, par l'autorité qui a procédé aux constatations; copie
dudit acte est adressée par elle au préfet.*

Les dispositions de cet article sont très nettes.
Si le récépissé de la déclaration n'est pas présenté ou plus
exactement si la *justification* n'est pas faite, car le vétérinaire
peut avoir égaré son récépissé et il faut lui donner le temps de
s'en procurer un duplicata, il y a *saisie* des marchandises dont
la *confiscation* pourra être ordonnée ultérieurement par les tribunaux, ainsi que le dit l'article 14 de la loi du 12 juillet 1916.
Dans le cas où, parmi les marchandises saisies, il y a des substances du tableau B, la fermeture de l'établissement est
ordonnée par le préfet. Cette mesure est dictée impérativement
à l'autorité préfectorale qui ne peut, sous aucun prétexte,
l'éluder. L'article 46 se réfère à la loi du 12 juillet 1916 qu'il
convient d'étudier à cette place; celle-ci fixe les pénalités pour
inobservations de la loi de 1845 et du décret du 14 septembre
1916.

LOI DU 12 JUILLET 1916

« ARTICLE UNIQUE. — La loi du 19 juillet 1845 sur les substances vénéneuses est modifiée et complétée comme suit :

« ARTICLE PREMIER. — Les contraventions aux règlements d'administration publique sur la vente, l'achat et l'emploi des substances vénéneuses sont punies d'une amende de cent à trois mille francs (100 à 3.000 fr.) et d'un emprisonnement de six jours à deux mois ou de l'une de ces deux peines seulement.

« ART. 2. — Seront punis d'un emprisonnement de trois mois à deux ans et d'une amende de mille à dix mille francs (1.000 à 10.000 fr.) ou de l'une de ces deux peines seulement ceux qui auront contrevenu aux dispositions de ces réglements concernant les stupéfiants tels que : opium brut et officinal; extraits d'opium; morphine et autres alcaloïdes de l'opium (à l'exception de la codéine), de leurs sels et leurs dérivés; cocaïne, ses sels et ses dérivés; haschich et ses préparations.

« Seront punis des mêmes peines ceux qui auront usé en société desdites substances ou en auront facilité à autrui l'usage à titre onéreux ou à titre gratuit, soit en procurant dans ce but un local, soit par tout autre moyen.

« Les tribunaux pourront, en outre, prononcer la peine de l'interdiction des droits civiques pendant une durée d'un à cinq ans.

« ART. 3. — Seront punis des peines prévues en l'article 2 :

« Ceux qui, au moyen d'ordonnances fictives, se seront fait délivrer ou auront tenté de se faire délivrer l'une des substances vénéneuses visées audit article.

« Ceux qui, sciemment, auront, sur la présentation de ces ordonnances, délivré lesdites substances, ainsi que les personnes qui auront été trouvées porteurs, sans motif légitime, de l'une de ces mêmes substances.

« ART. 4. — Dans tous les cas prévus par la présente loi, les tribunaux pourront ordonner la confiscation des substances saisies.

« Dans les cas prévus au premier paragraphe de l'article 2 et au deuxième paragraphe de l'article 3, les tribunaux pourront ordonner la fermeture, pendant huit jours au moins, de l'établissement dans lequel le délit a été constaté; si la peine d'emprisonnement est prononcée, l'établissement où le délit aura été constaté sera fermé, de plein droit, pendant toute la durée de l'emprisonnement.

« Toutefois la confiscation des substances saisies et la fermeture de l'officine pharmaceutique où le délit a été constaté ne pourront être prononcées dans le cas où le pharmacien n'est qu'un gérant responsable, à moins que le propriétaire de l'officine n'ait fait acte de complicité.

« Dans les cas prévus au deuxième paragraphe de l'article 2, les tribunaux devront ordonner la confiscation des substances, ustensiles, matériel saisis, des meubles et effets mobiliers dont les lieux seront garnis et décorés, ainsi que la fermeture, pendant un an au moins, du local et de l'établissement où le délit aura été constaté, sans, toutefois, que la durée de ladite fermeture soit inférieure à la durée de l'emprisonnement prononcé.

« ART. 5. — Les peines seront portées au double, en cas de récidive, dans les conditions de l'article 58 du Code pénal.

« ART. 6. — L'article 463 du Code pénal sera applicable.

« ART. 7. — Des décrets, qui devront être promulgués dans les six mois qui suivront la promulgation de la présente loi, détermineront ses conditions d'application à l'Algérie, aux colonies et pays de protectorat.

« ART. 8. — Les articles 34 et 35 de la loi du 21 germinal an XI demeurent abrogés. »

Ce texte appelle des commentaires fort intéressants pour les vétérinaires. Ceux-ci n'y sont pas nommément cités, puisque les divers articles de cette loi parlent toujours de *ceux qui...*, mais dès l'instant où ils manient des substances toxiques, ils sont évidemment sous son entière dépendance. Nous verrons tout à l'heure quelles difficultés non dépourvues de chinoiseries entraîne l'application de la loi du 12 juillet 1916 aux vétérinaires. Quelques réflexions d'ordre général sont d'abord nécessaires.

Pour avoir toute la pensée du législateur, il est utile de consulter le rapport de M. Catalogne au Sénat.

Ce rapport précise que le pharmacien — ou, dirons-nous, le vétérinaire — ne sera pas responsable, au point de vue de la loi sur les toxiques, des spécialités qu'il pourra vendre et qui en contiendraient à son insu.

La question du gérant qui devient responsable, à moins que le propriétaire de l'officine n'ait eu connaissance des irrégularités commises par lui, ne se pose pas pour les vétérinaires. Toutefois, il est bon que celui-ci garde la haute main sur les toxiques qui se trouvent chez lui et ne laisse pas, d'une manière inconsidérée ou par simple négligence, le maniement de ces substances aux soins d'un employé, même de confiance. Rejeter la responsabilité sur celui-ci ne saurait vraisemblablement pas être admis par les tribunaux, ledit employé ne jouant nullement le rôle du gérant de pharmacie, et c'est jusqu'au vétérinaire, le patron, qui devrait l'endosser tout entière, que remonterait alors cette responsabilité.

Le texte de la loi du 12 juillet 1916 est limitatif, c'est-à-dire qu'il ne s'applique qu'aux substances vénéneuses visées par le décret du 14 septembre 1916.

Nous appelons l'attention des vétérinaires sur le mot « *facilité* » et l'expression « à titre gratuit » du texte de l'article 2. Nous avons trop nettement insisté dans les pages précédentes sur le danger des complaisances pour qu'il soit utile d'y revenir.

L'article 4 prescrit les pénalités accessoires qui viennent s'ajouter à l'amende et à la prison, et c'est ici que l'application en devient singulière, autant que difficile, anx vétérinaires.

Mettons les choses au pire et envisageons tout de suite le cas d'un vétérinaire qui aura donné ou vendu un stupéfiant pour des fins extra-thérapeutiques, en marge par conséquent de l'esprit et de la lettre du décret du 14 septembre 1916. Il pourra être condamné à l'amende et à la prison ; mais quel sera le sort des sanctions accessoires visant la confiscation des substances saisies et la fermeture de l'établissement? En ce qui le concerne, il est difficile de l'entrevoir.

* *

Quelques exemples des inobservations aux prescriptions du décret qui encourraient les pénalités prévues par la loi du 12 juillet 1916. — La nouvelle législation des substances vénéneuses est sévère, comme on a pu s'en rendre compte par la lecture du texte de la loi du 12 juillet 1916 : 100 à 3.000 francs d'amende, six jours à deux mois de prison, pour les contraventions au règlement, portés respectivement à 1.000 à 10.000, à trois mois à deux ans, quand les substances du tableau B sont en jeu, voilà qui est, en effet, sérieux.

Dans quelles circonstances le vétérinaire peut-il être amené à ne pas observer le règlement? Nous allons citer quelques exemples pour attirer son attention sur la disproportion — ou ce qu'il croirait être une disproportion, en raison de sa bonne foi — entre la faute et la punition.

Bogelot et Toraude, qui ont fait une étude très serrée du nouveau texte, surtout à l'usage des pharmaciens, nous serviront de guide.

L'article premier de la loi du 12 juillet 1916 parle de « contraventions ». Par conséquent, disent Bogelot et Toraude, toutes sans exception, même la plus bénigne. S'agit-il d'un produit qui devrait être dans l'armoire aux poisons et qui, par simple oubli, se trouve ailleurs ; s'agit-il d'un produit qui, au contraire, ne devrait pas s'y trouver et qui, par erreur, même momentanée, est venu l'habiter ; s'agit-il d'un produit non revêtu des bandes et étiquettes spéciales qu'il doit porter ou même simplement d'une étiquette qui s'est détachée ; s'agit-il, au contraire, du défaut de déclaration préalable à la vente ou à l'emploi d'une quelconque des substances, ou encore de vente en débit à titre gracieux dans des conditions autres que celles prévues dans le décret, tous ces cas sont identiques. Dès lors que l'autorité qualifiée pour relever la faute matérielle aura dressé procès-verbal et transmis ce procès-verbal à l'autorité judiciaire, le tribunal saisi sera contraint de prononcer une peine dont le quantum sera puisé dans les limites de cet article premier.

« Le tribunal appréciera la gravité de l'infraction ; il tiendra compte des antécédents de l'inculpé et pourra, *pour n'importe quelle faute*, prononcer, soit 100 francs d'amende seulement, soit 3.000 francs d'amende et, en outre, deux mois de prison. Il pourra même descendre au-dessous du minimum en faisant application des circonstances atténuantes admise à l'article 463. »

Un peu plus loin, ces mêmes auteurs disent :

« Remarquons qu'aucune des infractions prévues par le texte ne suppose la mauvaise foi ou une intention d'enfreindre la réglementation ; le fait matériel involontaire, la négligence la plus excusable, ne peuvent exonérer. L'autorité qui inspectera n'a pas à s'inquiéter des raisons plus ou moins fondées qui pourraient êre invoquées, elle constatera un fait matériel, et si l'une des obligations du règlement a été omise, elle dressera procès-verbal et les tribunaux seront forcés de condamner pour ainsi dire automatiquement. Le but de cette législation, nous ne le répéterons jamais assez, est de prévenir les erreurs par tous les moyens. Les fautes existeront donc non seulement *in committendo*, mais aussi *in omittendo*.

« L'étiquette se trouve-t-elle décollée par suite de l'humidité, ou par son contact avec l'eau ou la vapeur d'eau ou la buée de condensation ? Dans tous les cas, le résultat est le même pour le commerçant ou l'industriel ; c'est à lui de surveiller aussi bien ses marchandises que son personnel, car il sera également responsable de ses propres négligences et de celles de ses employés. Nous ne pensons pas qu'il puisse se prévaloir même du cas de maladie ; c'était à lui de mieux choisir les préposés qui le remplacent.

« Les tribunaux pourront, dans l'application de la peine, se montrer plus ou moins sévères ou indulgents, mais l'excuse la meilleure et la mieux établie ne pourra jamais déterminer qu'une atténuation de la peine sans aller jusqu'à l'absolution. »

Et plus loin encore :

« Nous précisons *rien d'autre*. (Il s'agit de l'armoire aux poisons A et B) ; cela ne signifie pas seulement des aliments ou des médicaments, mais toute autre chose, même des toxiques du tableau C. C'est net et catégorique, et nous ne saurions trop attirer l'attention sur cette obligation, qui entraîne les sanctions de la loi. Un oubli ou manque d'ordre, une négligence même vénielle seraient considérés comme délits. »

Rappelons que toute faute analogue à celles que nous venons de signaler expose le délinquant à des peines beaucoup plus sérieuses quand elle est relevée à l'occasion des substances du tableau B que lorsqu'elle l'est à propos des substances du tableau A.

Nous avons tenu à citer *in extenso* le texte si serré de Bogelot et Toraude, texte qui laisse peu de place à l'indulgence et à un arrangement possible, parce que nous ne pouvions mieux dire et que nous avions toute raison de nous retrancher derrière l'autorité de ces deux auteurs.

Les avertissements qu'ils adressent plus particulièrement aux pharmaciens visent tout aussi bien les vétérinaires et notre devoir était d'avertir ceux ci des rigueurs du règlement.

Le métier de pharmacien n'est pas nouveau pour eux, mais ce qui l'est ce sont les modalités que la nouvelle réglementation dicte à son exercice, et nous pouvons craindre que quelques vétérinaires, lorsqu'ils auront repris le courant de leur vie habituelle, la paix revenue dans nos foyers, ne se plient pas avec assez de ponctualité à toutes les exigences de la loi.

Qu'ils protestent puisqu'ils se trouvent lésés par la restriction apportée par l'article 17 à ce qu'ils appellent le libre exercice de la pharmacie, cela est naturel, mais ils auraient mauvaise grâce à s'élever contre les formalités de toutes sortes : registres, étiquetage, armoires spéciales, visites, constats.. , dont parlent les articles du décret. Pharmaciens dans une large mesure, ils doivent épouser avec le métier les charges qui pèsent sur lui.

Il est à craindre que des procès frappent de trop nombreux vétérinaires lorsque la loi et le décret seront en application. Les heures exceptionnelles que nous vivons sont déjà des circonstances atténuantes qui pourront autoriser l'inspecteur, lors de

sa première visite, d'être moins un contrôleur qui cherche la
faute qu'un conseiller, qu'un guide venu là pour corriger les
erreurs, expliquer les textes, indiquer la pratique à suivre.
L'administration saura, dans le début, nous n'en doutons pas,
modérer le zèle de ses agents, afin de ne pas émouvoir et inquiéter
les vétérinaires. Nous estimons qu'elle aurait bien fait si elle
avait adjoint un vétérinaire à l'inspecteur-pharmacien, prévu
par la loi du 25 juin 1908, et rappelé par l'article 45 du décret
du 14 septembre 1916 toutes les fois que celui-ci se rend chez
un vétérinaire. La présence du vétérinaire inspecteur aplanirait
bien des difficultés et diminuerait, sinon supprimerait, les motifs
d'irritation entre le pharmacien inspecteur et le vétérinaire
inspecté.

*
* *

LOI DU 1er AOUT 1905 : ARTICLES FIXANT LES PÉNALITÉS

Il nous paraît utile également de revenir sur certains points
de la loi du 1er août 1905, sur la répression des fraudes, et qui
sont d'application aux vétérinaires.

ART. 3

*Seront punis des peines portées par l'article premier de la présente
loi:*

*... 3o Ceux qui exposeront, mettront en vente ou vendront des
substances médicamenteuses falsifiées.*

ART. 4

*Seront punis d'une amende de cinquante francs (50) à trois mille
francs (3.000) et d'un emprisonnement de six jours au moins et de
trois mois au plus, ou de l'une de ces deux peines seulement :*

*Ceux qui, sans motifs légitimes, seront trouvés détenteurs dans
leurs magasins, boutiques, maisons ou voitures servant à leur commerce, ainsi que dans les entrepôts, abattoirs et leurs dépendances,
dans les gares, dans les halles, foires et marchés...*

. . . . .

Soit de substances médicamenteuses falsifiées.

Où peuvent être faits les prélèvements ? — Du paragraphe 2 de l'article 4, nous tirons cette conclusion, c'est que
les prélèvements de médicaments pourront être faits par l'autorité compétente non seulement dans l'officine du vétérinaire,
mais aussi bien dans les gares, les ports d'arrivée et de départ,
c'est-à-dire en cours de route. Ils peuvent porter sur les pro-

duits les plus variés (drogue simple, corps défini, médicament officinal, préparation magistrale). La responsabilité du vétérinaire est engagée dès l'instant où la marchandise voyage sous son nom.

Il y a là une disposition qui pourrait paraître abusive aux vétérinaires et qui demande explication. Les vétérinaires, comme beaucoup de pharmaciens d'ailleurs, ne préparent pas la plus grande partie des médicaments qu'ils utilisent eux-mêmes ou qu'ils cèdent à leurs clients. Ils les achètent à des maisons de gros sur lesquelles doivent retomber les responsabilités encourues du fait d'une mauvaise préparation ou d'une falsification. Le vétérinaire détenteur d'un produit falsifié peut facilement plaider non coupable en rejetant le délit sur son fournisseur non consciencieux.

Deux cas sont cependant à envisager ici : le prélèvement a été effectué dans un récipient entamé ou bien il l'a été dans un récipient intact recouvert encore de son conditionnement. Dans le premier cas, il est certes plus difficile à notre confrère de faire la preuve que la falsification ne lui incombe pas, car une manœuvre frauduleuse peut toujours lui être imputée ; le récipient étant ouvert, son contenu a pu être manipulé.

La comparaison avec un autre récipient, intact cette fois, du même produit, et la déclaration d'origine du médicament suspecté peuvent venir en décharge de l'inculpation et notre confrère ne manquera pas d'appeler l'attention de l'inspecteur sur ces points.

Pour obvier en partie aux inconvénients que nous venons de signaler, aux ennuis qui peuvent en résulter, nous ne saurions trop recommander aux vétérinaires de préparer eux-mêmes les médicaments les plus simples (certaines pommades, par exemple la pommade au biodure). Ils y trouveront une économie et ils se mettront en outre à l'abri des fraudes dont les médicaments tout préparés peuvent être l'objet.

Quant aux médicaments composés assez complexes (onguent, vésicatoire, par exemple) que beaucoup de pharmacies de détail achètent elles-mêmes aux droguistes en gros, nous conseillons aux vétérinaires de se les procurer dans de bonnes maisons pour avoir plus de garantie et d'avoir soin, d'autre part, de conserver, avec son conditionnement original comprenant l'étiquette du fournisseur, le médicament qu'ils achètent ainsi tout préparé.

Une autre question se pose ici. En admettant, par impossible, que l'inspecteur du dépôt de médicaments tenu par un confrère relève un double délit, par inobservation des dispositions du décret du 14 septembre 1916, d'une part, par infraction à la loi du 1er août 1905, d'autre part, les peines qui s'ensuivront, amendes et emprisonnement, peuvent-elles être cumulées?

L'article premier de la loi de 1845 rappelé par l'article 46 du présent décret ne vise, avons-nous déjà dit, que les substances vénéneuses, l'article 4 de la loi du 1er août 1905, les fraudes sur les médicaments quels qu'ils soient ; chacun a son objet propre. Néanmoins, nous pensons que le cumul des peines n'est peut-être pas impossible. C'est une question de jurisprudence qu'il appartiendra à l'avenir de fixer. Souhaitons que l'occasion ne s'en présente jamais.

*
* *

La taxe. — La visite des pharmacies, au moins annuelle, faite par l'inspecteur, est soumise à une taxe. Celle-ci doit-elle toucher les vétérinaires?

La circulaire ministérielle du 6 octobre 1908 dit formellement que les dépôts de médicaments tenus par les vétérinaires sont exemptés. Les vétérinaires ne sont donc pas plus soumis à la taxe que les médecins autorisés à détenir des médicaments.

*
* *

Les vétérinaires doivent avoir le Codex. — Au titre de pharmacien, les vétérinaires doivent posséder la dernière édition du Codex.

« Vous voudrez bien appeler l'attention de toutes les personnes qui détiennent ou vendent des médicaments pour la médecine humaine ou vétérinaire, sur l'obligation de se pourvoir de la nouvelle édition du Codex. » (Circulaire ministérielle du 6 octobre 1908.)

*
* *

Quand le décret sera-t-il appliqué? — L'application du présent décret devra se faire sans délais ; réserve faite toutefois en ce qui concerne l'article 26 et le dernier paragraphe de l'article 43 qui visent les *spécialités*.

Art. 47

A dater de la publication de chacun des arrêtés prévus a l'article 29, un délai de six mois, en ce qui concerne l'article 26 et le dernier paragraphe de l'article 43, est accordé aux intéressés pour se conformer aux prescriptions desdits articles.

Art. 48

Sont abrogés l'ordonnance du 29 octobre 1846, le décret du 1er octobre 1908 et généralement toutes dispositions contraires au présent décret rendues en exécution de la loi du 19 juillet 1845.

*
* *

Pour terminer l'étude du décret du 14 septembre 1916 et de la législation y annexée, nous croyons utile d'en résumer très rapidement les données essentielles.

1° Pour avoir l'autorisation d'exercer la pharmacie dans les conditions prévues au décret, le vétérinaire doit faire une déclaration.

Une stipulation particulière est nécessaire pour le commerce des substances du tableau B.

2° Le vétérinaire pourra délivrer les médicaments toxiques à ceux de ses clients qui résident dans des communes dépourvues de pharmacien.

3° Là où existe un pharmacien, la délivrance du toxique est subordonnée à ce que l'application doit en être faite par le vétérinaire lui-même.

4° L' « armoire aux poisons » ne devra renfermer que les substances des tableaux A et B. Dans l'endroit où seront déposées les substances du tableau C, on pourra placer d'autres matières : drains, caoutchouc, etc.

5° Toute substance toxique ne peut être délivrée pour l'usage vétérinaire, lorsque ce n'est pas par le vétérinaire lui-même, que par un pharmacien, sur le vu d'une prescription du vétérinaire.

6° Lorsque le vétérinaire délivre un toxique à un client qui en fera lui-même l'application, la délivrance doit être accompagnée d'une prescription écrite.

7° Les prescriptions du vétérinaire, qu'elles soient exécutables par le pharmacien ou qu'elles soient données par le vétérinaire à l'appui d'un médicament qui sort de son « armoire aux poisons » doivent être convenablement rédigées.

8° Toute sortie d'un toxique de l' « armoire aux poisons » du vétérinaire, dans quelques conditions que ce soit, doit être portée sur un registre spécial.

Le vétérinaire aura deux registres, l'un pour les substances du tableau A, l'autre pour celle du tableau B.

L'inscription sur les registres doit se faire dans des conditions bien stipulées.

9° Aucun toxique ne doit circuler sans que le récipient en soit soigneusement étiqueté, et sans qu'il porte le nom et l'adresse du vétérinaire qui le cède.

Lorsqu'il s'agit d'une substance du tableau B, le nom et l'adresse du client doivent également être inscrits sur le récipient.

10° En ce qui concerne les pénalités pour infractions aux prescriptions du décret, le vétérinaire tombe sous le coup de l'article premier de la loi du 19 juillet 1845, modifiée et complétée par la loi du 12 juillet 1916.

11° Comme détenteur de produits médicamenteux, toxiques ou non, qui peuvent être falsifiés, il relève de la loi du 1er août 1905.

12° Le vétérinaire n'est pas assujetti à la taxe pour la visite — au moins une fois l'an — qui est faite du dépôt de ses médicaments.

13° Le vétérinaire doit posséder le Codex.

*
* *

Nous espérons que dans la lecture des pages qui précèdent, les vétérinaires trouveront toutes les indications nécessaires pour leur exercice de la pharmacie. Ils en tireront aussi cette conclusion, nous le pensons du moins, que si la situation qui leur est créée est nouvelle, elle est, en même temps, claire et sans équivoque. C'est même par là qu'elle est une amélioration à l'état antérieur, malgré les critiques qu'on peut adresser à quelques-uns des articles du décret.

Dès l'instant où toutes les prescriptions de la loi auront été scrupuleusement suivies par eux, les vétérinaires seront tout à fait à l'abri derrière la nouvelle réglementation qui, certes, est minutieuse, car elle prévoit tout, mais qui n'est nullement tyrannique et draconienne.

Lyon. — Imprimerie A. Rey, 4, rue Gentil. — 74645

9 782014 073423